医学形态实验实训教程

主　编　王　征　仇　容
副主编　季　华　沈　健
　　　　马丽娟　刘丹丹

ZHEJIANG UNIVERSITY PRESS
浙江大学出版社

图书在版编目（CIP）数据

医学形态实验实训教程/王征，仇容主编.—杭州：
浙江大学出版社，2012.9
ISBN 978-7-308-10601-6

Ⅰ.①医… Ⅱ.①王…②仇… Ⅲ.①人体形态学－
实验－教材 Ⅳ.①R32－33

中国版本图书馆 CIP 数据核字（2012）第 215323 号

医学形态实验实训教程
主编 王 征 仇 容

责任编辑	严少洁	
封面设计	姚燕鸣	
出版发行	浙江大学出版社	
	（杭州市天目山路 148 号 邮政编码 310007）	
	（网址：http://www.zjupress.com）	
排 版	杭州中大图文设计有限公司	
印 刷	富阳市育才印刷有限公司	
开 本	787mm×1092mm 1/16	
印 张	13.75	
字 数	352 千	
版印次	2012 年 9 月第 1 版 2012 年 9 月第 1 次印刷	
书 号	ISBN 978-7-308-10601-6	
定 价	30.00 元	

《医学形态实验实训教程》
编委会名单

主　　编　　王　征（浙江医学高等专科学校）

仇　容（浙江医学高等专科学校）

副主编　　季　华（浙江医学高等专科学校）

沈　健（浙江医学高等专科学校）

马丽娟（浙江医学高等专科学校）

刘丹丹（浙江医学高等专科学校）

编　　委　　（按姓氏笔画排序）

王索安（浙江医学高等专科学校）

朱祖明（浙江医学高等专科学校）

孙凤侠（浙江医学高等专科学校）

陈　健（浙江医学高等专科学校）

陈浩浩（金华职业技术学院）

徐麟皓（香港科技大学）

前　言

　　高职高专医学院校主要面向基层培养医护人员,其培养模式也由传统的知识技能传授型向能力素质培养型转变。因此,在教学过程中打破医学基础课的学科型教学体系,注重学科融合和整体优化显得尤为重要。

　　《医学形态实验实训教程》是由人体解剖学、组织胚胎学和病理解剖学等以观察组织器官形态结构为主要内容的三门学科按照人体系统有机整合而成的一门新型实验教学课程。课程整合教学是为了从整体上改革医学教育课程体系,更好地实施学科交叉渗透,突出专业能力和职业素质的发展。本教程主要面对临床医学(社区方向)专业及护理专业,在内容上强调"必须、够用"为度,避免"大而全、面面俱到",体现三基(基本理论、基本知识、基本技能)、五性(思想性、科学性、先进性、启发性、适用性)的原则。

　　实验教学是理论联系实际、培养学生实践能力的重要平台,也是高职高专培养"高技能、实用型"人才的重要环节。本教程在编写过程中坚持突出结构与功能统一、宏观与微观统一,坚持正常与异常的相互交叉、基础与临床的相互渗透,以利于发挥学生综合运用知识的能力。本教程分为基础性实验、综合性实验和实训等章节,按人体系统进行划分,遵循"从大体到微细、从正常到异常"的原则,强化常用知识,突出重点,对运用较少的知识进行弱化或消减,并拓展了部分与临床运用相关的探究性实验。本教程体现了高职高专教育的职业技能培养要求,满足了临床工作及相关学科对形态学知识和技能的需要,既优化了内容,又保证了知识结构的完整性、系统性和科学性。

　　本教程在编写过程中得到了兄弟院校和医院众多同仁的大力支持,在此表示衷心感谢。由于编者的经验不足、水平有限,加之时间仓促,书中难免存在错误和纰漏,恳请各位专家和读者批评指正。

　　医学基础课程整合是一个长期的过程,我们将继续秉承与时俱进的教学改革指导思想,大胆探索,勇于创新,不断开拓课程改革的新局面。

编　者

2012 年 7 月于杭州

目 录

第一章

绪　论

第一节　课程概述

　　医学形态实验学是将人体解剖学、组织胚胎学和病理解剖学等以观察组织器官形态结构为主要内容的三门学科按照人体系统有机整合而成的一门新型实验教学课程。医学形态实验学遵循"从大体到微细、从正常到异常"的原则,研究人体形态结构、胚胎发生发展和疾病发生发展的规律。医学形态实验学配合实用人体形态学教学,作为重要的医学基础课,不仅为学习其他基础课程和临床专业课程奠定了基础,而且其大量知识在临床实践中被直接应用。

第二节　形态学研究技术

一、正常人体形态学的研究技术

(一)人体标本的制作技术

　　为了学习和研究正常人体的形态结构,需要把人的遗体制作成示教标本和陈列标本,人体标本首先要进行固定,经血管灌注后,把标本浸泡在 4％甲醛(10％福尔马林)溶液中长久保存。在标本上正确暴露各种器官、组织的形态结构,如神经、脉管、肌肉、内脏器官等,能使学习者正确掌握人体的形态结构;解剖标本可为临床应用,尤其为外科手术提供直观的参考依据;通过标本制作,可以发现形态结构的异常,如血管变异和器官畸形等。

(二)光学显微镜技术

　　利用光学显微镜,可将物体放大到 40～1500 倍,可以观察到组织、细胞的微细结构,观察各种不同的正常细胞形态结构,研究病变状态下损伤和变异的组织、细胞形态结构。光学显微镜下观察的切片种类繁多,最常用的是石蜡切片,其制备程序需经过以下几个步骤:①取材、固定:将新鲜组织切成小块,放入 10%甲醛的固定液;②脱水、透明和包埋:固定后的组织块经乙醇脱水,二甲苯透明,石蜡包埋;③切片、染色:用切片机把埋有组织块的蜡块切成厚度为 4～7μm 的薄片,黏附于载玻片上,经脱蜡、染色,最后用中性树胶封片。切片即可在光镜下长期反复观察。

(三)苏木精－伊红染色(HE 染色)技术

染色是用染料使组织切片染色,便于镜下观察,常用染色称苏木精－伊红染色(HE 染色)。含有碱性助色基团的染料称碱性染料,常用的是苏木精;含有酸性助色基团的染料是酸性染料,常用的是伊红。苏木精与细胞核亲和力强,使细胞核着色,染成蓝紫色,称嗜碱性;伊红与细胞质、细胞基质、间质内胶原纤维亲和力强,使其着色,染成粉红色,称嗜酸性。用 HE 染料对组织切片进行染色,使细胞核浆对比分明、色彩鲜艳、层次丰富。

(四)电子显微镜技术

电镜基本原理类似光镜,是以电子发射器代替光源,以电子束代替光线,以电磁透镜代替光学透镜,最后将放大的物像投射到荧光屏上进行观察。

二、异常人体形态学(病理学)的研究技术

(一)尸体剖检

对死亡者的遗体进行病理剖检(尸检)是病理学的基本研究方法之一。尸体剖检不仅可以直接观察疾病的病理改变,从而明确对疾病的诊断,查明死亡原因,帮助临床探讨验证诊断和治疗是否正确恰当,以总结经验,提高临床工作的质量,而且还能及时发现和确诊某些传染病、地方病、流行病等,为防治措施提供依据,同时还可通过大量尸检积累常见病、多发病以及其他疾病的人体病理材料,为研究这些疾病的病理机制和防治措施作贡献。显然,尸检是研究疾病的极其重要的方法和手段,人体病理材料则是研究疾病的最为宝贵的材料。

(二)活体组织检查

用局部切除、钳取、穿刺针吸、搔刮、摘除等手术方法,由患者活体采取病变组织进行病理检查,以确定诊断,称为活体组织检查,简称活检。这是被广泛采用的检查诊断方法。这种方法的优点在于组织新鲜,能基本保持病变的真象,有利于进行组织学、组织化学、细胞化学及超微结构和组织培养等研究。对临床工作而言,这种检查方法有助于及时准确地对疾病作出诊断和进行疗效判断。特别是对于诸如性质不明的肿瘤等疾患,准确而及时的诊断,对治疗和预后都具有十分重要的意义。

(三)动物实验

运用动物实验的方法,可以在适宜动物身上复制某些人类疾病的模型,以便研究者对之进行各种方式的观察研究,例如可以分阶段地进行连续取材检查,以了解该疾病或某一病理过程的发生发展经过等。此外,还可利用动物实验研究某些疾病的病因、发病机制以及药物或其他因素对疾病的疗效和影响等。这种方法的优点是可以弥补人体观察之受限和不足;但必须注意的是,动物与人体之间毕竟存在着种种差异,不能将动物实验的结果直接套用于人体。

（四）组织培养与细胞培养

将某种组织或细胞用适宜的培养基在体外加以培养，以观察组织、细胞病变的发生发展，如肿瘤的生长、细胞的癌变、病毒的复制、染色体的变异等等。此外，也可以对其施加诸如射线、药物等外来因子，以观察外来因子对细胞、组织的影响等。这种方法的优点是，可以较方便地在体外观察研究各种疾病或病变过程，研究加以影响的方法，而且周期短、见效快，可以节省研究时间；但缺点是孤立的体外环境毕竟与各部分互相联系、互相影响的体内整体环境不同，故不能将研究结果与体内过程等同看待。

（五）病理学的观察方法

近年来，随着学科的发展，病理学的研究手段已远远超越了传统的经典的形态观察，采用了许多新方法、新技术，从而使研究工作得到了进一步的深化，但形态学方法仍不失为基本的研究方法。现将常用的方法简述如下：

1. **大体观察**　主要运用肉眼或辅以放大镜、量尺、各种衡器等辅助工具，对检材及其病变性状（大小、形态、色泽、重量、表面及切面状态、病灶特征及坚度等）进行细致的观察和检测。这种方法简便易行，有经验的病理及临床工作者往往能借大体观察而确定或大致确定诊断或病变性质（如肿瘤的良恶性等）。

2. **组织学观察**　将病变组织制成厚约数微米的切片，经不同方法染色后用显微镜观察其细微病变，从而千百倍地提高了观察的分辨能力，加深了对疾病和病变的认识，是最常用的观察、研究疾病的手段之一。同时，由于各种疾病和病变往往本身具有一定程度的组织形态特征，故常可借助组织学观察来诊断疾病，如上述的活检。

3. **细胞学观察**　运用采集器采集病变部位脱落的细胞，或用空针穿刺吸取病变部位的组织、细胞，或由体腔积液中分离所含病变细胞，制成细胞学涂片，做显微镜检查，了解其病变特征。此法常用于某些肿瘤（如肺癌、子宫颈癌、乳腺癌等）和其他疾病的早期诊断。但限于取材的局限性和准确性，使诊断受到一定限制。

4. **超微结构观察**　运用透射及扫描电子显微镜对组织、细胞及一些病原因子的内部和表面超微结构进行更细微的观察（电子显微镜较光学显微镜的分辨能力高千倍以上），即从亚细胞（细胞器）或大分子水平上认识和了解细胞的病变。这是迄今最细致的形态学观察方法。在超微结构水平上，还常能将形态结构的改变与机能代谢的变化联系起来，大大有利于加深对疾病和病变的认识。

5. **组织化学和细胞化学观察**　通过运用具有某种特异性的、能反映组织和细胞成分化学特性的组织化学和细胞化学方法，可以了解组织、细胞内各种蛋白质、酶类、核酸、糖原等化学成分的状况，从而加深对形态结构改变的认识。这种方法不仅可以揭示普通形态学方法所不能观察到的组织、细胞的化学成分的变化，而且往往在尚未出现形态结构改变之前，就能查出其化学成分的变化。此外，随着免疫学技术的进步，还可运用免疫组织化学和免疫细胞化学的方法，了解组织、细胞的免疫学性状，对于病理学研究和诊断都有很大帮助。

除上述常用方法外，近数十年来陆续建立的还有放射自显影技术、显微分光技术、形态测量（图像分析）技术、分析电镜技术、流式细胞仪（FCM）技术、聚合酶链反应（PCR）技术以及分子原位杂交技术等一系列分子生物学技术，从而使常规的病理形态学观察，发展到将形态结构改变与组织、细胞的化学变化结合起来进行研究，而且将历来的定性研究发展到对病理改变进行形态和化学成分的定量研究,从而获得了大量的更多更新的新信息,大大加深了疾病研究的深度。

第三节　实验室守则

1.实验课前必须认真预习,明确本次实验的内容、目的和要求。

2.进入实验室应身着白色工作衣,必须保持安静,不准高声谈笑,不准吸烟,不准随地吐痰,不准穿拖鞋进场。

3.每次实验前应检查所用的标本、模型、切片、显微镜和计算机等实验器具是否完好,如有损坏或遗失,应立即报告指导教师,以便查明原因,登记并补充;实验完毕,应在实验记录本上如实填写实验器具使用情况以备案。

4.实验中应听从指导教师指导,提倡独立思考、科学操作、细致观察、如实记录,自觉培养严谨、求实的科学作风;实验中要自觉爱护实验器具,切忌损坏标本、模型和切片,严格遵守实验室规章制度与操作规程,不使用与本实验无关的实验器具,不进入与实验无关的场所。

5.实验时,必须按本教程的相关内容进行观察,按时完成作业,如有疑问可与临近同学轻声讨论或请指导教师解答,不得在实验室内随意走动或大声喧哗。

6.实验结束后,整理好实验器具;值日生负责搞好室内卫生,关好水电、门窗后方可离开实验室。

7.实验室内的各类实验器具未经指导教师许可,不准带出实验室。

8.对违反实验室规章制度和操作规程,造成实验器具损坏者,必须书面说明,并报告指导教师和实验室负责人,酌情处理或赔偿。

第四节　光学显微镜的构造、使用及注意事项

一、光学显微镜的一般构造

普通光学显微镜分机械和光学两部分(图 1-1-1)。机械部分包括镜筒、镜臂、物镜转换器、载物台、粗调旋钮、微调旋钮、片夹、片夹位移器等。光学部分包括目镜、物镜、聚光器、光源等。

1.镜座　为显微镜的最下部,起支撑作用。

2.镜臂　在显微镜中部,为显微镜的握持部位。镜臂下端有电源开关和亮度调节旋钮。打开电源开关后,可通过旋转亮度调节旋钮调节光源强弱,以选择合适亮度。

3.目镜　两个,可放大 10 倍,位于镜筒顶端,两目镜之间的距离可自行调节。

4.物镜转换器　位于镜筒下方,装有四个物镜,可转动选择所需物镜。

5.物镜　固定于物镜转换器上,分为低倍镜、高倍镜和油镜,其上均刻有放大倍数,分别为

$4\times$、$10\times$、$40\times$、$100\times$。

（1）低倍镜：有两种，4 倍镜可放大 4 倍，镜头最短，有红线标记；10 倍镜可放大 10 倍，镜头较长，镜面较小，有黄线标记。

（2）高倍镜：40 倍镜可放大 40 倍，镜头较长，镜面较小，有蓝线标记。

（3）油镜：100 倍镜可放大 100 倍，镜头最长，镜面最小，有白线标记；使用时在镜头和玻片之间要加香柏油，以提高分辨率。

6. 粗、微调旋钮　粗调旋钮位于镜座后部两侧，转轮较大；微调旋钮位于粗调旋钮中间，转轮较小。两者可升降载物台以调节焦距。

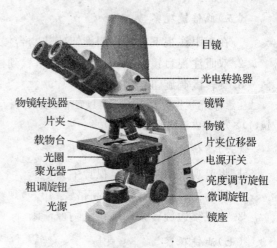

图 1-1-1　双筒显微镜

7. 载物台　为放置玻片的平台，中央有一圆孔，光线可通过。载物台上装有片夹和玻片移动器可固定玻片，载物台下方有片夹位移器可调节玻片向前、后、左、右移动。

8. 聚光器和光圈　聚光器位于载物台下方，由多块透镜组成，用以聚集光线。聚光器后方左侧有升降旋钮，用以升降聚光器。上升时视野亮度增强，下降时视野亮度减弱。光圈位于聚光器下方，可任意缩小和放大，以调节光量。

9. 光源　为取光装置，是位于镜座中间的圆柱形结构，内装灯泡，灯泡上可放置各种滤色镜片。

二、光学显微镜的使用方法

（一）取镜

取镜时，右手握住镜臂，左手托住底座，镜臂朝向自己，将显微镜放在实验台靠近座位前方或前左方距桌边约 5cm 处，便于观察。

（二）检查显微镜

检查各部件是否完好，若有缺损立即报告老师。

（三）对光

打开电源开关，调节物镜转换器将低倍镜（$4\times$）转至与镜筒、目镜在一条线上，此时可听到"咔"的一声轻响。转动亮度调节旋钮调节光源强度，双眼对准目镜，打开聚光器底部光圈，调节聚光器，使视野的亮度适宜，双眼通过目镜观察，调节目镜间距，直到双眼看到一个共同视野为准。

（四）置片

取出切片，认清名称或片号，肉眼观察标本的颜色、大小和轮廓；转动粗调旋钮下降载物台，打开片夹，将切片平置载物台上（盖玻片必须朝上），调节玻片移动器，使切片中有组织的部分移到载物台圆孔中央。

（五）低倍镜观察

1. 在双眼注视下旋转粗调旋钮使载物台慢慢上升至物镜与切片相距约 3mm；

2. 双眼注视目镜，并旋转粗调旋钮至看到模糊物像；

3. 旋转微调旋钮至物像清晰。

注意：低倍镜视野大而清晰，可以看清较多的结构，因此在观察和寻找组织器官时，尽量使用低倍镜；低倍镜（10×）观察方法同低倍镜（4×）。

（六）高倍镜观察

1. 将要观察的结构移至视野中央；

2. 转动物镜转换器，换成高倍镜（40×）观察；

3. 边观察边旋转微调旋钮至物像清晰。

（七）油镜观察

1. 将油镜（100×）镜头和玻片用 1∶1 乙醚纯酒精或二甲苯拭净；

2. 将高倍镜（40×）观察到的结构移至视野中央；

3. 移开高倍镜，加一滴镜油（香柏油）于切片上，转换成油镜；

4. 在双眼注视下旋转粗调旋钮使载物台慢慢上升至油镜头与玻片上的镜油相接触；

5. 双眼注视目镜，并旋转微调旋钮至物像清晰（使用油镜时，光线需强）；

6. 使用完毕后，用擦镜纸擦去油镜头上的镜油，再用另一擦镜纸滴上少量 1∶1 乙醚纯酒精或二甲苯擦拭，最后换一干净的擦镜纸擦净油镜头；并用同样的方法擦净玻片。

（八）显微镜的存放

使用完毕后，先旋转亮度调节旋钮将光线调到最弱，再关闭电源；将载物台下降，取下玻片按号放入玻片盒内；将物镜镜头叉开，不使任何物镜与载物台的圆孔直线相对，然后上升载物台，关闭光圈，把玻片移动器还原至载物台左侧平行，最后放回原处。

三、光学显微镜的使用注意事项

1. 必须用双手携取和送还显微镜，即用右手握住镜臂，左手托住镜座，以免倾斜摔出镜头。

2. 保持显微镜洁净：机械部分可用绸绢擦净；目镜和物镜用擦镜纸擦拭，严禁用口吹或手指、普通纸擦抹，以免磨损镜头；擦拭不净时可蘸 1∶1 乙醚纯酒精或二甲苯将污物拭去。

3. 严禁拆卸、调换目镜或物镜，手指切勿触碰镜头；使用粗、微调旋钮或片夹位移器时勿用力过猛，以免齿轮受损。

4. 出现视野较暗或全黑，其原因可能是：①物镜光轴未对准镜筒中心，因而转换物镜必须听到"咔"的扣碰声或感到一定阻力方可；②光圈未打开；③亮度调节旋钮未调好。

5. 观察切片的顺序为：肉眼观察→低倍镜观察→高倍镜观察，一般不用油镜；有盖玻片的一面必须向上。

6. 用低倍镜观察清楚，但转用高倍镜后物像模糊，无法调节清晰，可转回低倍镜重新调节；若始终无法调节清晰，其原因可能为：①高倍镜受污染，可用擦镜纸滴上少量 1∶1 乙醚纯酒精或二甲苯擦拭；②切片反置，即有盖玻片的一面向下，应将有盖玻片的一面翻向上方；③切片移位。

第五节 实验方法

一、大体标本的观察方法

首先确定该标本是什么脏器(或组织),然后对整个脏器进行观察,具体有以下几方面:

(一)位 置

先将标本按解剖学姿势放好,然后按实验要求顺序仔细观察;同时注意结合整体标本观察各游离器官的位置及毗邻关系。

(二)大小、重量

脏器大小可用长(脏器的最长径,cm)×宽(与长轴垂直的最宽径,cm)×高(cm)表示,重量可用克(g)表示。对实质性脏器(如肝、脾、肾、脑)要注意其体积是否肿大或缩小;对空腔性脏器(如胃、肠)要注意其内腔是否扩大或缩小,腔壁是否增厚或变薄,腔内有何内容物。

(三)形 状

观察该器官外形有无变化。

(四)颜 色

组织充血或出血则呈暗红色或褐色(福尔马林固定后血液变黑色),脂肪组织或组织脂肪变性则呈黄色,肝胆汁淤积呈黄绿色。注意实验标本用福尔马林固定后,其颜色已改变,与新鲜标本不同。

(五)质 地

变硬或变软,质脆或坚韧、致密或疏松。

(六)表 面

光滑或粗糙,湿润或干燥,有无结节隆起,结节大小如何,有无出血、坏死。

(七)切 面

注意器官的固有结构有无改变,如肺的微细海绵状结构,心室的肌纹理结构,脑的灰质、白质等有无变化;肝的切面门管区有无改变;脏器是否有肿胀,组织纹理是否清楚,光泽度如何等;是否有占位性病变发现,如有病变要对病灶进行详细观察和描述。

(八)病灶的观察和描述

病灶分为实心和空腔性(如脓肿、囊肿),观察的项目包括:大小、形状、色泽、质地等。大小除用长(cm)×宽(cm)×高(cm)表示,也可用实物来比喻(如粟粒大、芝麻大、绿豆大、黄豆大、鸡蛋大等)。形状可用圆形、椭圆形、三角形、楔形、不规则形表示或用实物比喻(如乳头状、息肉状、蕈伞状、菜花状、结节状等)。同时应确定病灶的①位置:病灶位于脏器的哪一部位;②数目及分布:病灶单个还是多个,如多个则分布是密集还是散在,均匀还是不规则;③病灶与周围组织的关系:两者界限清楚或模糊,有否压迫或破坏周围组织、阻塞管腔的现象。

二、组织切片的观察方法

1. 用肉眼观察切片的外形,是否有特殊病灶;

2. 用低倍镜全面观察切片的全貌,辨认出它是什么脏器或组织,各部分结构特点,是否有异常的病灶或细胞出现,找到需要重点观察的部位,作详细深入的观察;

3. 根据需要,用高倍镜观察组织或细胞的微细改变,注意细胞核、细胞质、细胞外形的变化;

4. 用红蓝铅笔在实验报告上绘图,并注字说明,作为实验记录并供复习参考;

5. 对切片的病变进行描述,写出诊断。

附:正常器官大小及重量参考值

表 1-1-1　成人器官的重量(g)和大小(cm)

		男	女
脑重(g)	20～29 岁	1415	1267
	30～39 岁	1417	1257
	40～49 岁	1410	1253
	50～59 岁	1392	1263
	60 岁以上	1354	1228
	中国人平均	1405	1263
	欧美人平均	1400	1275
心重(g)	20～29 岁	278	249
	30～39 岁	286	261
	40～49 岁	295	268
	50～59 岁	293	273
	60 岁以上	300	294
	中国人平均	285	262
	欧美人平均	300	250
心壁厚(cm)	左心室(0.9)		
	右心室(0.4～0.5)		
瓣孔周长(cm)	二尖瓣(8～10)		
	主动脉瓣(6～7)		
瓣孔周长(cm)	肺动脉瓣(7～9)		
	三尖瓣(10～12)		

资料来源:许祖德.病理学实验指导.北京:中国科技出版社,2004.

		男	女
肝重(g)	20～29 岁	1376	1270
	30～39 岁	1348	1298
	40～49 岁	1339	1252
	50～59 岁	1269	1165
	60 岁以上	1168	1075
	中国人平均	1320	1242
	欧美人平均	1500～1800	
脾重(g)	20～29 岁	180	160
	30～39 岁	180	153
	40～49 岁	165	150
	50～59 岁	152	115
	60 岁以上	138	100
	中国人平均	166	147
	欧美人平均	150	
肾重(双侧)(g)	20～29 岁	291	267
	30～39 岁	297	271
	40～49 岁	291	265
	50～59 岁	287	259
	60 岁以上	265	230
	中国人平均	287	265
	欧美人平均	313	288
肺重(双侧)(g)	中国人平均	1120	943
	欧美人平均	857	746
胰重(g)	中国人平均	105	94
	欧美人平均	110	
肾上腺重(双侧)(g)	中国人平均	14.7	14.3
	欧美人平均	9.7	
甲状腺重(g)		40	
双卵巢(妊娠后)重(g)			14
子宫(妊娠后)重(g)			110
子宫(未妊娠)重(g)			35
胎盘重(g)		500	

续表

前列腺重(g)	21~25 岁	15		
	51~60 岁	20		
	71~80 岁	40		
睾丸重(单侧)(g)	25			
胸腺重(g)	6~25 岁	25		
	26~35 岁		20	
	36~65 岁		16	
	65 岁以上		6	
食管(cm)			25	
胃(胃底至大弯下端)(cm)			25~30	
十二指肠(cm)			30	
小肠(cm)			550~650	
结肠(cm)			150~170	

表 1-1-2 新生儿(一周内)各器官平均重量(g)

	中 国	美 国	英 国
心	20	17~19	19.6
肝	112	78~123	118
脾	10	8~10	11.1
胰	4		
肾(双)	26.5	27~30	23.6
脑	337	335~382	380
肺	62		
肾上腺	7.9		

表 1-1-3 各年龄段器官重量(g)

年龄	心	肝	脑	脾	肾(双)	肺(双)	胰	肾上腺(双)
7~29 天	21	118	391	11	28	75	4	6
1~2 月	25	138	462	17	34	84	6	6
3~5 月	32	172	590	21	45	118	8	5
6~9 月	38	257	748	26	55	146	11	5
1 岁	48	319	930	34	69	192	16	5
1~2 岁	52	346	977	36	74	197	19	5
3~7 岁	78	513	1178	54	101	287	31	6.6
8~12 岁	128	755	1301	81	156	483	52	9
13~18 岁	209	1129	1318	119	233	762	78	12.4

第六节　形态学绘图的基本要求

一、用　具

红蓝铅笔、普通 HB 铅笔、橡皮、直尺等。

二、要　求

1. 科学性　所绘结构和文字标注应概念清楚、正确无误。
2. 真实性　应反映镜下所见真实微细结构，所标颜色应与其与结构相应。
3. 特征性　应突出所观察的细胞、组织或器官的形态结构特征。
4. 艺术性　图面设计、大小比例、颜色深浅、线条粗细等应合理美观。

三、方　法

1. 选择结构　用低倍镜或高倍镜全面观察后，选择能反映该细胞、组织或器官构造特点的典型结构。
2. 确定画面　在镜下定格所选的典型结构，确定画面的大小和位置。
3. 绘图　构思大小适当的画面，按结构大小比例和形状绘制。
4. 标注　绘图完成后，用普通 HB 铅笔将各种结构引出标线，注明其表示内容。标线应平行整齐，注字应规范工整，图下方应注明图名、材料名称、染色方法、放大倍数和绘图日期等。

（王　征）

第二章

基础性实验

实验一　人体基本组织

第一节　上皮组织

一、实验目的与要求

1. 掌握上皮组织的一般形态结构特点。
2. 掌握各种被覆上皮的形态结构特点。
3. 了解腺上皮的结构特点。

二、实验材料

	正　常
组　织	1. 蛙肠系膜铺片 2. 甲状腺切片 3. 小肠切片 4. 气管横切片 5. 食管横切片 6. 膀胱壁切片 7. 下颌下腺切片

三、实验内容

（一）**示教**

1. 变移上皮（膀胱壁切片，HE 染色）

肉眼观察:切片组织为长条形,空虚时的膀胱黏膜形成许多不规则的皱襞,覆盖在皱襞表面的上皮为变移上皮。

低倍观察:膀胱上皮不平整,细胞层数较多,表层细胞体积较大。

高倍观察:自基底面到游离面分辨变移上皮各层细胞的形态。

①基底层:位于基膜上的一层细胞,胞体较小,呈立方形或矮柱状,胞核圆形,位于细胞中央。

②中层细胞:在基底层之间有数层不规则的多边形细胞,细胞稍大,胞核圆形,位于细胞中央。

③表层细胞:即盖细胞,是一层位于上皮最表面的细胞,胞体较大,呈倒置梨形,胞质表面深染,有时可见一个细胞内有两个细胞核。

【思考题】 盖细胞是否与基膜相连?

2.腺上皮(下颌下腺切片,HE 染色)

低倍观察:可见红色的浆液性腺泡和紫蓝色的黏液性腺泡。

高倍观察:浆液性腺泡细胞呈锥体形,核圆形,位于细胞基底部,胞质染成红色;黏液性腺泡也呈锥体形,核扁,位于细胞基底部,靠近核膜,胞质染成蓝紫色,呈泡沫状。

(二)观察

1.单层扁平上皮(表面观 蛙肠系膜铺片,硝酸银染色)

肉眼观察:在膜状铺片上着色不均,肠系膜为着色浅的部分,其中的血管呈深棕色粗细不等、纵横交叉的纹理。

低倍观察:选择标本透亮的部分,可见黄色背景上显现出黑色网格。

高倍观察:可见细胞排列紧密,外形呈不规则的、大小相近的多边形,细胞界限呈棕黑色波浪状或锯齿状的条纹,互相嵌合。细胞核扁圆形,位于细胞中央。若稍稍转动微调旋钮还可看到与此相同的另一层细胞,这是因为蛙肠系膜的两面都被覆有一层单层扁平上皮。

2.单层立方上皮(甲状腺切片,HE 染色)

肉眼观察:粉红色的大片组织是甲状腺,着紫色的小块椭圆形组织是甲状旁腺。

低倍观察:甲状腺实质部分有许多大小不等、呈圆形或多边形的滤泡断面,滤泡壁由一层上皮细胞组成,中央有粉红色的胶状物。

高倍观察:选择一个滤泡进行观察,滤泡周围的基膜不明显。滤泡上皮细胞为立方形,细胞界限不是很清楚,细胞核呈圆形,位于细胞中央,着色较深,可见核仁。

3.假复层纤毛柱状上皮(气管横切片,HE 染色)

肉眼观察:气管横切面呈环形,靠近管腔面染成紫蓝色的部分是气管的上皮。

低倍观察:气管的上皮细胞排列紧密,各类细胞的细胞核高低不一,不在同一平面上。选一段结构清晰的上皮,移至视野中央,换高倍镜观察。

高倍观察:假复层纤毛柱状上皮中的柱状细胞、梭形细胞和锥形细胞的界限不清晰,以柱状细胞最多,细胞质染成粉红色。上皮的基膜较厚,染成粉红色。在柱状细胞之间,呈空泡状或染成深蓝色的细胞是杯状细胞。在柱状细胞的游离面,有排列整齐的丝状结构是纤毛。

【思考题】 杯状细胞为何呈空泡状?

4.复层扁平上皮(食管横切片,HE 染色)

肉眼观察:食管横切面呈环形,靠近管腔面染成紫蓝色的部分是食管的上皮。

低倍观察:上皮为多层细胞,细胞排列紧密。细胞质染成粉红色,细胞核染成蓝色。上皮的基底面与结缔组织之间，呈凹凸不平的连接。选择上皮比较完整，细胞界限比较清晰的部分，换高倍镜观察。

高倍观察：表层细胞呈扁平形，细胞核为扁圆形；中层细胞呈多边形，细胞核为圆形，细胞界限清晰。基底层细胞呈立方形或矮柱状，细胞核为椭圆形，染色较深。

（三）观察并绘图

单层柱状上皮（小肠切片，HE染色）

肉眼观察：表面高低不平的一侧是小肠皱襞，表面为黏膜层，其表面呈紫蓝色的部分为上皮。

低倍观察：小肠腔面高低不平的突起为黏膜皱襞，在皱襞表面有许多突起为小肠绒毛，其表面是单层柱状上皮，杯状细胞散在于柱状细胞之间。

高倍观察：小肠上皮细胞的游离面可见纹状缘。上皮细胞呈柱状，排列紧密。细胞核呈椭圆形，靠近细胞基底面。上皮细胞靠近腔面一侧为游离面，与基底膜相连一侧为基底面。

【绘图】　高倍镜下绘制单层柱状上皮，注明上皮细胞的游离面、基底面、细胞核和细胞质。

【思考题】　在光镜下如何寻找上皮组织并区别是何种上皮？

第二节　结缔组织

一、实验目的与要求

1. 了解结缔组织的特点和分类。
2. 掌握疏松结缔组织的基本组成和结构特点。
3. 了解软骨组织、骨密质的结构和特点。
4. 掌握各种血细胞和血小板的结构特点。

二、实验材料

	正　常
组　织	1. 腱切片 2. 疏松结缔组织铺片 3. 皮下结缔组织伸展片 4. 头皮切片 5. 淋巴结切片 6. 气管横切片 7. 小肠切片 8. 耳廓切片 9. 骨磨片 10. 血涂片

三、实验内容

(一)示教

1. 致密结缔组织(腱切片,HE 染色)

肉眼观察:切片组织为一长方形。

低倍观察:肌腱由规则的致密结缔组织构成,胶原纤维束呈粉红色密集平行排列,其间可见有成行平行排列的成纤维细胞,即腱细胞。

高倍观察:腱细胞略呈长方形,界限不清,核椭圆形,位于细胞中央,着色较深。

2. 脂肪组织(头皮切片,HE 染色)

肉眼观察:表面紫蓝色的部位为表皮,其深面浅红色的部位为真皮,深部结构疏松部分为皮下组织。

低倍观察:脂肪组织被疏松结缔组织分隔成许多小叶,小叶内有成团的脂肪细胞,染色较淡,呈空泡状。

高倍观察:脂肪细胞呈圆形或多边形空泡状,边缘染成淡红色的是胞质,中央空白区为脂滴(脂滴在制片过程中被二甲苯溶解,故呈空泡状)。胞核被脂滴挤向一侧边缘,呈新月形,染成紫蓝色,大部分细胞未切到核。

3. 网状纤维(淋巴结切片,硝酸银染色)

肉眼观察:淋巴结呈椭圆形,周边染色较深,中央染色较淡,在该处观察网状组织。

低倍观察:呈深褐色的为网状纤维,互相交织成网。

高倍观察:网状纤维的网眼内有网状细胞核。

4. 弹性软骨(耳廓切片,HE 染色)

肉眼观察:中央紫蓝色部分为弹性软骨,周边色浅部分为皮肤。

低倍观察:软骨表面有薄层软骨膜,软骨间质中染成紫蓝色的是弹性纤维,相互交织成网,在软骨中部,纤维更加密集。

高倍观察:软骨细胞位于软骨陷窝内,形态不规则,染成粉红色。

5. 骨密质(骨磨片,硫堇-苦味酸染色)

肉眼观察:切片组织近似梯形,较宽的一边为骨的外表面,较窄的一边为骨髓腔面。

低倍观察:

(1)外环骨板 位于骨的外表面,是环绕骨干排列的多层骨板;骨板间有骨陷窝,染成棕黄色;有时可见与骨表面垂直走行的穿通管。

(2)内环骨板 位于骨干的内层,层次少,不太规则,有时也可见穿通管。

(3)骨单位 位于内、外环骨板之间,多层骨板呈同心圆排列,骨板上有骨陷窝;骨单位中央染成棕黄色的管腔称中央管。

(4)间骨板 为骨单位之间排列不规则的骨板。

高倍观察:

(1)骨陷窝 为骨细胞所在的空间,位于骨板上和骨板间,呈椭圆形,被染成棕黄色。

(2)骨小管 是与骨陷窝相连的小管,为骨细胞突起所在的空间,被染成棕黄色。

【思考题】 穿通管的作用是什么?

6.肥大细胞　皮下结缔组织伸展片(硫堇染色)

高倍观察:肥大细胞呈圆形或椭圆形;胞质内含有许多粗大呈深紫色的异染颗粒;核小,呈圆形或椭圆形,位于细胞中央,胞核因未着色而呈现一白色区域。

【思考题】　何谓异染颗粒?

(二)观察

1.透明软骨(气管横切片,HE 染色)

肉眼观察:管壁中部染成紫蓝色的片状结构是透明软骨。

低倍观察:染成紫蓝色的是软骨组织的基质,其中散在的深色小点为软骨细胞;软骨细胞的周围有透亮区(软骨陷窝),这是制片过程中软骨细胞和软骨基质收缩所致。软骨组织周围呈淡红色的部分是软骨膜,由致密结缔组织构成,与周围的结缔组织无明显分界。

高倍观察:软骨细胞的大小不等,常 2～4 个成群存在。在软骨的边缘部,软骨细胞比较小,呈扁椭圆形;靠近软骨的中央部,软骨细胞比较大,呈椭圆形或圆形。

【思考题】　在透明软骨的细胞间质中为何看不见纤维?

2.疏松结缔组织(小肠切片,HE 染色)

肉眼观察:管壁分为四层,黏膜下层染色浅,由疏松结缔组织构成。

低倍观察:疏松结缔组织中纤维排列疏松,为粉红色,被切成各种断面。基质多未着色,内有血管和神经丛,细胞数量少,仅见染成蓝色的胞核。

高倍观察:

(1)胶原纤维:粗细不均,方向不同,染成粉红色,呈带状、块状或点状断面。

(2)弹性纤维:呈细丝状或点状结构,具有折光性;调节微调旋钮,可见组织中有亮红色点状或细丝状的弹性纤维。

(3)成纤维细胞:镜下所见紫蓝色椭圆形胞核,主要为成纤维细胞核,由于胞质着色与纤维相近,故细胞轮廓不清;其他细胞较少,不易识别。

(三)观察并绘图

1.疏松结缔组织(皮下疏松结缔组织铺片,台盼蓝活体注射,HE 染色)

肉眼观察:组织染成淡紫红色,选择较薄的部位进行低倍观察。

低倍观察:在视野内的纤维交织成网,细胞分散在纤维之间。胶原纤维呈淡红色,粗细不等,有的弯曲呈波纹状;弹性纤维呈暗红色,较细而直;纤维之间散在许多结缔组织细胞。选择细胞和纤维分布均匀、结构清晰的部位,移至视野中央,换高倍镜观察。

高倍观察:成纤维细胞多呈星形或梭形,细胞质染成极浅的淡红色,所以细胞的轮廓不甚清楚;细胞核呈椭圆形,染成紫蓝色。成纤维细胞的数量较多。巨噬细胞的外形不规则,细胞质中含有吞噬的台盼蓝颗粒(颗粒呈蓝色),细胞核较成纤维细胞的胞核略小,呈圆形,染成深紫蓝色。

【绘图】　在高倍镜下绘疏松结缔组织,注明成纤维细胞、巨噬细胞、胶原纤维和弹性纤维。

2.血细胞(血涂片,瑞氏染色)

肉眼观察:呈紫红色片状,选择涂片薄和染色浅的部位进行观察。

低倍观察:在视野中,大量灰色小点是红细胞,散在、有紫蓝色小点是白细胞,在涂片边缘较多。注意两者在数量上的差别。

高倍观察:进一步观察红细胞和各类白细胞。

(1)红细胞 呈双凹圆盘状,无细胞核,染成淡红色。中央部染色较浅,边缘部染色较深。

(2)中性粒细胞 数量较多,比红细胞略大。细胞呈圆形,细胞质内含有细小、分布均匀的淡紫红色颗粒;细胞核呈杆状或分 2~5 叶,核叶之间有细丝相连。

(3)嗜酸性粒细胞 数量少,不易找到。细胞圆形,细胞质内含有粗大、分布均匀的橘红色颗粒;细胞核染成紫蓝色,多分成两叶("八"字核)。

(4)嗜碱性粒细胞 数量极少,很难找到。细胞圆形,细胞质内含有大小不一、分布不均的紫蓝色颗粒;细胞核呈 S 形或不规则形,染色浅淡,常被嗜碱性颗粒遮盖而观察不清。

(5)淋巴细胞 细胞质较少,染成天蓝色;细胞核呈圆形或卵圆形,染成深蓝色。

(6)单核细胞 细胞质较多,染成浅灰蓝色;细胞核呈肾形或蹄铁形,常位于细胞的一侧。细胞核染成蓝色,但比淋巴细胞的细胞核染色浅淡。

(7)血小板 呈不规则的紫蓝色小体,常成群存在,分布于细胞之间。

【思考题】

1.为何在血涂片的边缘白细胞较多?

2.中性粒细胞核分叶多少说明什么?

3.光镜下如何区分中性粒细胞和嗜酸性粒细胞?

【绘图】 在高倍镜下绘制各种血细胞,注明红细胞、中性粒细胞、嗜酸性粒细胞、嗜碱性粒细胞、淋巴细胞、单核细胞、血小板等。

第三节 肌组织

一、实验目的与要求

1.了解肌组织的一般结构特点。

2.掌握骨骼肌、心肌、平滑肌在不同切面的形态结构。

二、实验材料

组 织	正 常
	1.平滑肌切片
	2.骨骼肌切片
	3.心肌切片

三、实验内容

(一)观察

平滑肌(小肠切片,HE染色)

肉眼观察:切片中染色最红的部分,为平滑肌。

低倍观察:在染色最红的部位可见平滑肌的纵切面和横切面,在两层平滑肌之间,有少量疏松结缔组织。平滑肌纤维的纵切面呈长梭形,横切面呈大小不等的点状。

高倍观察:纵切面上肌纤维呈梭状,染成红色,细胞核呈杆状,染成紫蓝色,位于肌纤维的中央。横切面上肌纤维呈大小不同的圆形结构,有的肌纤维可见圆形的核,有的则未切到核。

(二)观察并绘图

1.骨骼肌(骨骼肌纵切片,HE染色)

肉眼观察:切片中染成红色的长方形结构为骨骼肌的纵切面。

低倍观察:骨骼肌纤维呈细长的圆柱状,有明暗相间的横纹。胞核呈扁椭圆形,染成紫蓝色,位于肌膜的深面,数量较多。肌纤维之间有少量结缔组织。选择轮廓清晰的肌纤维,移至视野中央,换高倍镜观察。

高倍观察:肌纤维内有许多纵行的线条状结构,即肌原纤维。下降聚光器,使光线变暗,继续观察肌原纤维及其明、暗带,观察肌纤维胞核的位置和形态。

【绘图】 在高倍镜下绘制骨骼肌纤维纵切面,并注明肌膜、细胞核及横纹。

2.心肌(心室壁切片,HE染色)

肉眼观察:切片组织的肥厚部分为心室壁,主要由心肌组成。

低倍观察:可见心肌纤维的不同切面,纵切面呈带状,具有分支,横切面呈不规则的圆形。在肌纤维之间,有少量疏松结缔组织和小血管。选择典型的纵切面,移至视野中央,换高倍镜观察。

高倍观察:心肌纤维的分支彼此吻合成网。核圆形,位于肌纤维的中央。在肌纤维中,垂直于纤维纵轴染色较深的细线为闰盘。在适当下降聚光器和缩小光圈后再观察,可见肌纤维内有横纹,但不如骨骼肌明显。

【绘图】 在高倍镜下绘制心肌纤维纵切面,并注明肌膜、胞核、横纹及闰盘。

【思考题】

1.光镜下骨骼肌和心肌的区别有哪些?

2.说出下列结构在肌组织内的分布部位:肌外膜、肌束膜、肌内膜、肌膜。

第四节　神经组织

一、实验目的与要求

1.掌握神经元的结构特点。

2.了解有髓神经纤维的结构特点。

二、实验材料

	正　常
组　织	1.手指皮肤切片 2.肋间肌压片 3.神经纤维纵切片 4.脊髓横切片

三、实验内容

(一)示教

1.触觉小体(手指皮肤切片,硝酸银染色)

低倍观察:在真皮乳头层内可见椭圆型小体,由许多扁平细胞横行排列而成,小体外包有一层结缔组织囊。

高倍观察:扁平细胞间可见盘绕的染成棕黑色的神经纤维分支。

2.运动终板(肋间肌压片,氯化金染色)

肉眼观察:切片组织为紫黑色条束状结构

低倍观察:骨骼肌纤维呈粉红色或紫色,神经纤维呈黑色。由一条神经纤维主干分出许多神经纤维小束,小束中的神经纤维散布在各条肌纤维上,形成椭圆形或圆形板状隆起,即运动终板。

高倍观察:选择一运动终板进行观察,可见赤裸的神经末梢止于肌膜并分散成爪形,其终端膨大成棒状。

【思考题】　运动终板的神经纤维束来自何种神经元?

(二)观察

有髓神经纤维(神经纤维纵切片,HE染色)

低倍观察:在神经内有许多平行的纵切有髓神经纤维。选一段完整而清晰的神经纤维,移至视野中央,换高倍镜观察。

高倍观察:神经纤维的中央有一条紫红色的轴索,其两侧的髓鞘呈网状或透亮的空隙(髓鞘内的脂质被二甲苯溶解所致)。在髓鞘的两侧,还有染成深红色的神经膜。神经纤维成节段分布,其狭窄连接处为神经纤维节(郎飞节),两个节之间的一段神经纤维,即节间段。

【思考题】　如何在横断面上区分平滑肌和神经纤维?

(三)观察并绘图

多极神经元(脊髓横切片,HE染色)

肉眼观察:切片组织呈扁圆形,其中部染色较深,呈蝶形,为脊髓的灰质。

低倍观察:灰质中央的圆形空腔,为脊髓的中央管,中央管两侧的灰质较宽阔的一端叫前角,前角内体形较大、染色较深的多角形细胞,即为多极神经元。选择一个典型的多极神经元,移至视野中央,换高倍镜观察。

高倍观察:多极神经元的细胞不规则,胞质染成红色,胞质内的蓝色斑块状物质为尼氏体(嗜染质);胞体周围有数个树突或轴突,轴突的根部无嗜染质称轴丘;胞核位于胞体的中央,大而圆,着色浅淡,内有深色的核仁。

【绘图】 在高倍镜下绘制一个多极神经元,并注明胞体、嗜染质、细胞核、树突、轴突、轴丘。

【思考题】 神经元胞体内含有哪两种特殊细胞器?

(孙凤侠)

实验报告

实验内容:上皮组织

实验日期_____年_____月_____日

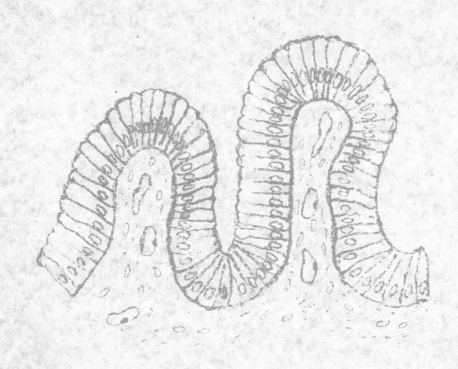

绘图:单层柱状上皮

材料:_____　染色:_____　放大:_____　成绩:_____　教师:_____

实验报告

实验内容:结缔组织

实验日期_____年_____月_____日

绘图:疏松结缔组织

材料:_____ 染色:_____ 放大:_____ 成绩:_____ 教师:_____

实验报告

实验内容:结缔组织

实验日期_____年_____月_____日

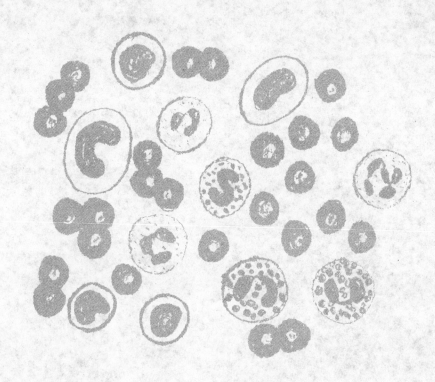

绘图:血细胞

材料:_____   染色:_____   放大:_____   成绩:_____   教师:_____

实验报告

实验内容:肌组织

实验日期_____年_____月_____日

绘图:骨骼肌纤维

材料:_____   染色:_____   放大:_____   成绩:_____   教师:_____

实验报告

实验内容：肌组织

实验日期＿＿＿＿＿年＿＿＿＿＿月＿＿＿＿＿日

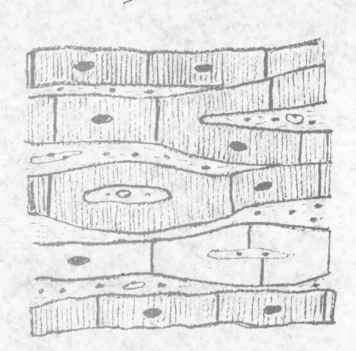

绘图：心肌纤维

材料：＿＿＿＿＿　染色：＿＿＿＿＿　放大：＿＿＿＿＿　成绩：＿＿＿＿＿　教师：＿＿＿＿＿

实验报告

实验内容：神经组织

实验日期＿＿＿＿＿＿年＿＿＿＿＿＿月＿＿＿＿＿＿日

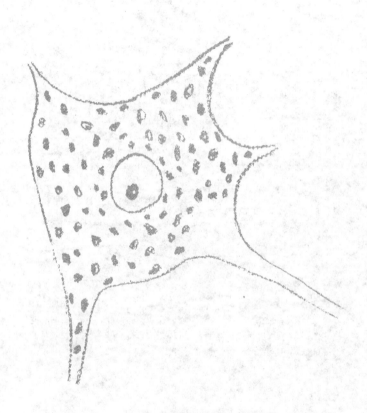

绘图：多级神经元

材料：＿＿＿＿＿＿　染色：＿＿＿＿＿＿　放大：＿＿＿＿＿＿　成绩：＿＿＿＿＿＿　教师：＿＿＿＿＿＿

实验二　细胞、组织的损伤与修复

一、实验目的与要求

1. 掌握萎缩、肥大、增生、化生的概念，熟悉它们的形态学特征。
2. 掌握变性的概念、类型、好发部位及形态特征。
3. 掌握坏死的基本病变、类型及各类型的形态特征。
4. 熟悉各种变性、坏死的相互关系及其后果。
5. 熟悉凋亡的概念，了解其形态特征。
6. 掌握肉芽组织的形态特点及功能。
7. 熟悉创伤的类型及特点。

二、实验材料

	病　理
大　体	1. 肾压迫性萎缩标本 2. 心肌褐色萎缩 3. 输卵管积水 4. 心脏肥大（高血压性心脏病） 5. 慢性增生性扁桃体炎 6. 增生性脾炎 7. 肝细胞水肿标本 8. 肝脂肪变性标本 9. 脾脏结缔组织玻璃样变性标本 10. 脾脏凝固性坏死标本 11. 肺结核标本 12. 肾脏结核标本 13. 多发性肝脓肿标本 14. 脑脓肿标本 15. 脾脏液化性坏死标本 16. 右足趾干性坏疽标本 17. 肠湿性坏疽 18. 坏疽性阑尾炎标本 19. 肾陈旧性疤痕标本 20. 创伤一期愈合（外科手术切口标本）
组　织	1. 肠上皮化生切片 2. 肾小管上皮细胞水肿切片 3. 肝细胞水肿切片 4. 肝细胞脂肪变性切片

三、实验内容

(一)病理大体

1.适应

(1)萎缩

1)病理变化:萎缩的器官体积均匀性缩小,重量减轻。当脂褐素颗粒明显增多时,整个器官因色泽变深呈棕褐色,称褐色萎缩。在实质萎缩的同时,间质纤维结缔组织和脂肪组织往往伴有一定程度的增生,以维持原有器官的外观,有时甚至比正常要大,称为假性肥大。

2)观察:

①肾压迫性萎缩标本

观察要点:已剖开的病变肾脏外形增大,大小约 14cm×9.5cm×(2~4)cm(正常肾 11cm×5cm×3cm),剖面可见肾盂肾盏极度扩张,肾实质变薄,厚度约 0.3~0.4cm。近肾脏的输尿管极细,管腔已堵塞(因炎性黏连,疤痕收缩之故)。

②心脏褐色萎缩标本

观察要点:心脏体积缩小(正常心脏大小相当于其本人的右拳大小),心外膜光滑,冠状动脉弯曲,呈蛇行状;切面心肌呈棕褐色,心瓣膜松弛。

【思考题】 脂褐素的出现说明什么? 萎缩的心肌对功能有何影响?

③输卵管积水标本

病变要点:输卵管管腔显著扩张,大小约 8.5cm×5.0cm×3.5cm,其内充满澄清液体。

(2)肥大

1)病理变化:肥大的器官体积增大,重量增加,切面实质增厚。

2)观察:心脏肥大(高血压性心脏病)标本。

观察要点:心脏体积增大,以左心肥厚为主,切面见左心室壁肥厚(正常为 0.8~1.2cm),肉柱及乳头肌增粗,左心室腔相对缩小。

(3)增生

1)病理变化:增生的组织、器官体积呈弥漫性均匀增大,重量增加。但在有关激素的作用下,前列腺、甲状腺、肾上腺和乳腺等增生常呈结节状。

2)观察:

①慢性增生性扁桃体炎标本

观察要点:扁桃体一对,体积明显增大,大小约 3cm×2cm×1cm(正常约黄豆大小),颜色灰白、质较硬。

②增生性脾炎标本

病变要点:标本一,脾脏体积显著增大,大小约 17cm×12cm×5cm,重约 2000g(正常约150g)。标本二,脾脏体积显著增大,大小约 16cm×10cm×5cm,切面见较多粟米粒大小的棕黄色结节(含铁结节),脾小结模糊不清,脾小梁增粗,表面附有纤维蛋白。

(4)化生

病理变化:化生只发生在同源组织之间,常见的化生有:①上皮组织化生,如鳞状上皮化生、肠上皮化生;②间叶组织化生,如骨化生、软骨化生。

2.变性

(1)细胞水肿

1)病理变化:发生细胞水肿的器官体积增大,包膜紧张,切面隆起,边缘外翻,颜色较苍白,失去正常光泽,似沸水烫过。

2)观察:肝浊肿标本。

观察要点:肝脏体积增大,包膜紧张,边缘变钝,切面略隆起;肝组织呈苍白色,质地较粗糙。

(2)脂肪变性

1)病理变化:轻度脂肪变性,受累器官一般无明显变化。严重的脂肪变性,器官体积增大,包膜紧张,颜色淡黄,边缘圆钝,表面、切面触摸有油腻感。

2)观察:脂肪肝标本。

观察要点:肝体积增大,包膜紧张,质稍软,颜色淡黄,边缘圆钝,表面及切面触摸有油腻感。经苏丹Ⅲ浸染,呈橘红色(苏丹Ⅲ系橘红色染料,能与中性脂肪结合)。

【思考题】 脂肪肝是如何形成的? 对机体有何影响? 这种病变具有可逆性吗?

(3)玻璃样变性

1)病理变化:在细胞内或细胞间质内出现嗜酸色、均匀半透明无结构的玻璃样物质。常见玻璃样变性有三种:①血管壁玻璃样变性:多见于高血压病时;②结缔组织玻璃样变性:多见于瘢痕组织和动脉粥样硬化的纤维斑块,病变处灰白色,半透明,质韧无弹性;③细胞内玻璃样变性。

2)观察:脾包膜玻璃样变性(糖衣脾)标本。

观察要点:脾包膜局部增厚,约 4cm×0.3cm,颜色灰白,质地韧。

3.坏死

(1)凝固性坏死

1)病理变化:坏死区呈灰黄、干燥、质实的状态,坏死区周围形成充血、出血和炎症反应带,与健康组织分界清楚。

2)观察:脾脏凝固性坏死标本。

病变要点:两块脾脏切面,其中一块有新旧两个病灶,均呈三角形,尖端指向脾门,底部靠近被膜,质地实,周围有明显的充血出血带,与正常组织分解清楚;另一块病变广泛,几乎覆盖整个脾切面。

(2)干酪样坏死

1)病理变化:坏死组织呈淡黄色,质地松软细腻,形似奶酪。

2)观察:

①肺结核标本

病变要点:肺下叶见一球形结节,直径约 2cm,颜色灰黄,质脆似奶酪(其间黑色为炭末沉积)。

②肾脏结核标本

病变要点:肾表面凹凸不平,切面皮髓质结构完全破坏,代之以灰白色豆腐渣样的干酪样坏死物,质松脆,部分已脱落。有多个空洞,部分内壁尚残留灰白色干酪样坏死物。该标本的输尿管扩张,腔内也充满此物。

（3）液化性坏死

1）病理变化:坏死组织因水解酶的分解而成液体状。常发生于蛋白质较少,磷脂和水分多（如脑）或蛋白酶多（如胰腺）的组织,发生在脑组织的液化性坏死又称脑软化;脂肪坏死、化脓性炎症所形成的脓液,溶组织阿米巴原虫感染所致的坏死均属于液化性坏死。

2）观察:

①多发性肝脓肿标本

病变要点:肝冠状切面,表面和切面弥漫分布多个淡黄色脓腔,腔内肝组织溶解坏死,呈破絮状。

②脑脓肿标本

病变要点:大脑冠状切面,实质内见一脓腔,脑组织坏死液化,脓液流出,脓肿壁上可见黄色脓苔附着。

③脾脏液化性坏死标本

病变要点:切面见多个圆形结节状物,色灰黄,部分脱落,系多发性脓肿的结果。

（4）干性坏疽

1）病理变化:常见于动脉阻塞、静脉通畅的四肢末端。肉眼观,坏死组织干燥、皱缩、黑色、与正常组织分界清楚、水分少。

2）观察:右足趾干性坏疽标本。

病史摘要:患者66岁,男性,自18岁开始吸烟,每日1～2包,从未间断。自1981年2月12日起右足趾疼痛,经中西医治疗,病情不见好转,以后足趾逐渐变黑,疼痛加剧,于3个月后在某院行截肢术。

观察要点:右足3个足趾,色灰黑,质硬,干燥,边界清楚。

【思考题】　患者右足趾干性坏疽是如何发生的?

（5）湿性坏疽

1）病理变化:常见于动静脉同时阻塞的内脏器官。肉眼观,坏死组织肿胀、蓝绿色、分界不清、水分多。

2）观察:

①小肠湿性坏疽标本

观察要点:肠管一段,呈黑色,肿胀,失去光泽。

②坏疽性阑尾炎标本

观察要点:阑尾一条,明显增粗,表面黑灰色,失去光泽。

（6）气性坏疽

病理变化:常见于深部肌肉开放性创伤合并厌氧菌感染。肉眼观,坏死组织湿软、肿胀、暗棕色、含气、蜂窝状、捻发感、奇臭、分界不清。

4.纤维性修复

（1）肉芽组织

病理变化:肉眼观,肉芽组织呈鲜红色、颗粒状、质地柔软湿润、似鲜嫩的肉芽,因而得名肉芽组织。不良的肉芽组织颗粒不明显,颜色苍白或淡红色,水肿明显,松弛无弹性,表面覆盖脓苔(脓性渗出物),触之不易出血等。

(2)瘢痕组织

1)病理变化:瘢痕组织呈灰白色,缺乏弹性,质地较硬。

2)观察:肾陈旧性瘢痕标本。

观察要点:肾表面有一不规则形凹陷,色灰黄,质硬,系肾梗死后形成。

5.创伤愈合

(1)一期愈合

1)病理变化:见于组织缺损小、创缘整齐、创口对合严密、无感染、无异物的伤口。

2)观察:创伤一期愈合(外科手术切口愈合)。

观察要点:条形皮肤一块,表面有一稍突起规则的线条状疤痕,灰白色,质较硬。

(2)二期愈合

病理变化:见于组织缺损较大、坏死组织较多、创缘不整,无法整齐对合、伴有感染或异物的伤口。

(二)病理组织

1.适应

(1)萎缩

病理变化:萎缩的细胞内,细胞器减少,自噬泡增多,细胞内常可见许多退化的细胞器碎片形成的残留小体,即光镜下观察见萎缩细胞胞质内的脂褐素颗粒,尤以心肌细胞内常见。

(2)肥大

病理变化:肥大的器官,实质细胞体积增大,核大深染,且可增多。

(3)增生

病理变化:肥增生往往与肥大相伴而发生,实质细胞数量增多,器官功能增强。

(4)化生

1)病理变化:化生只发生在同源组织之间,常见的化生有:①上皮组织化生,如鳞状上皮化生、肠上皮化生;②间叶组织化生,如骨化生、软骨化生。

2)观察:肠上皮化生切片(慢性萎缩性胃炎)。

观察要点:胃窦黏膜变薄,固有层腺体数量减少,腺上皮被含有杯状细胞和潘氏细胞的大肠或小肠黏膜上皮取代。高倍镜下,杯状细胞体积较大,胞质透亮。

2.变性

(1)细胞水肿

1)病理变化:水肿的细胞体积增大,胞质内出现许多细小的淡红色颗粒。进一步发展,胞体肿胀更明显,胞质透亮、淡染。重度水肿时,细胞膨大如气球,成为气球样变。电镜观察证实,胞质内的颗粒为肿大的线粒体和扩张的内质网。

2)观察:

①肾小管上皮细胞水肿切片

观察要点:低倍镜下观,找到肾小球附近的近曲小管,管腔狭窄而不规则,上皮细胞体积增大;高倍镜下观,将视野调暗后可见肾小管上皮细胞的胞浆内有大量红色的细小颗粒,此乃肿胀的线粒体和扩张的内质网。

②肝细胞水肿切片

观察要点:低倍镜下观,见肝小叶结构紊乱,肝索拥挤,肝细胞肿大,肝窦狭窄、闭塞;高倍镜下观,肝细胞胞质疏松、淡染呈网状,小部分肝细胞膨胀呈圆球形、胞浆透明,含少量微细颗粒,但其胞核仍居细胞中央。

【思考题】 胞质中的颗粒样物是细胞的什么成分,是如何形成的?

(2)脂肪变性

1)病理变化:脂肪变的细胞质中出现大小不等的脂滴,大者可将细胞核挤于一侧。在石蜡切片 HE 染色中,脂滴因被酒精、二甲苯等脂溶剂所溶解,故呈现大小不等的空泡状。苏丹Ⅲ染色时脂滴为橘红色,苏丹黑染色或锇酸染色时脂滴为黑色。

2)观察:肝细胞脂肪变性切片。

观察要点:低倍镜下观,肝组织结构完好,可见肝小叶和汇管区。部分肝细胞内有大小不等的圆形空泡(脂肪滴在制片过程中被乙醇和二甲苯等有机溶剂溶解)。高倍镜下观,肝细胞内圆形空泡大小不等,空泡较大时核常被挤于一边,血窦明显受压变窄。

【思考题】 切片中为什么脂滴在胞质内表现为空泡?肝细胞脂肪变性与细胞水肿的胞质空亮有什么不同?当 HE 染色不能辨别时,可采用什么染色方法辨别?

(3)玻璃样变性

病理变化:在细胞内或细胞间质内出现嗜酸色、均匀半透明无结构的玻璃样物质。常见玻璃样变性有三种:①血管壁玻璃样变性:多见于高血压病时,全身细动脉壁出现玻璃样物质沉积,引起血管壁增厚变硬,管腔狭窄;②结缔组织玻璃样变性:多见于瘢痕组织和动脉粥样硬化的纤维斑块,病变处胶原纤维增粗、融合、均质、红染,纤维细胞明显减少;③细胞内玻璃样变性:常见于肾小球肾炎或其他疾病而伴有明显蛋白尿时,此时近曲小管上皮细胞胞质内可出现许多大小不等的圆形红染小滴。

3.坏死

(1)凝固性坏死

病理变化:肉眼观,坏死区呈灰黄、干燥、质实的状态,坏死区周围形成充血、出血和炎症反应带,与健康组织分界清楚。镜下观,坏死区域细胞结构消失,但组织轮廓尚存。

【思考题】 凝固性坏死病灶为何可以在一定时间内保持组织结构轮廓?

(2)干酪样坏死

病理变化:原有组织的结构消失,呈一片无定形红染无结构的颗粒状物质。

(3)液化性坏死

病理变化:常发生于蛋白质较少,磷脂和水分多(如脑)或蛋白酶多(如胰腺)的组织,发生在脑组织的液化性坏死又称脑软化;脂肪坏死、化脓性炎症所形成的脓液,溶组织阿米巴原虫感染所致的坏死均属于液化性坏死。

4.纤维性修复

(1)肉芽组织

病理变化:主要由新生的毛细血管及成纤维细胞、炎细胞组成。毛细血管大多与创面垂直,近表面处呈弓状突起,相互吻合。其间有大量的成纤维细胞及数量不等的中性粒细胞、巨噬细胞、淋巴细胞等炎细胞。

【思考题】 肉芽组织有何重要作用?

（2）瘢痕组织

病理变化:瘢痕组织内血管稀少,有大量胶原纤维,局部胶原纤维可发生玻璃样变性。

（刘丹丹）

实验报告

实验内容:细胞、组织的损伤与修复

实验日期_____年_____月_____日

病理大体

损 1(A)

器　　官:_____

病变要点:体积缩小(尸检见较死者右拳小),呈细长型,心尖锐,颜色呈_____色(系脂褐素沉积),心外膜皱缩,表面的冠状动脉呈_____。

病理诊断:_____

损 4(A)

器　　官:肝脏

病变要点:肝脏体积_____,表面包膜_____,颜色变浅且浑浊,失去正常光泽。切面见肝边缘_____,肝实质明显隆起,汇管区结构相对内陷。

病理诊断:肝细胞肿胀(细胞水肿)

损 11(A)

器　　官:足

病变要点:小儿标本,右足小趾呈_____色,干燥/湿润,质地软/硬,与正常组织分界清/不清。

病理诊断:_____

病理组织

切　　片：_____

组　　织：_____

观察要点：

1. 辨认组织来源

2. 重点观察细胞的大小形态、胞浆的染色、细胞核的位置等有无改变。

【绘图】

病理诊断：_____（放大倍数：_____）

切片：5#

组　　织：_____

观察要点：

1. 低倍镜下观可见到_____等结构,从而确定该切片的组织是_____。

2. 切片中的大量空泡是如何形成的:_____

_____。

3. 高倍镜下观,可见空泡分布在_____,位于细胞核的_____。

4. 镜下观可见成堆的红细胞，它们位于_____。

【绘图】

病理诊断：_____（放大倍数：_____）

【思考题】　在镜下观如何区别细胞的气球样变和脂肪变性？

实验三　局部血液循环阻碍

一、实验目的与要求

1. 掌握慢性全身性淤血所致的肝、肺的病理形态学特点。
2. 掌握血栓形成的条件、形态特点及其产生的后果。
3. 掌握肺循环、体循环发生栓塞的规律及其后果。
4. 掌握梗死的形态特点、发生机理及其后果。
5. 了解淤血、血栓形成、栓塞和梗死的相互关系。

二、实验材料

	病　理
大　体	1. 慢性肝淤血(槟榔肝)标本 2. 急性肺淤血(肺水肿)标本 3. 慢性肺淤血(肺褐色硬化)标本 4. 静脉内混合血栓标本 5. 脾贫血性梗死标本 6. 肠出血性梗死标本 7. 肺出血性梗死标本 8. 脑出血标本 9. 脾外伤性出血标本 10. 硬膜下血肿标本
组　织	1. 慢性肝淤血切片 2. 慢性肺淤血切片 3. 肺褐色硬化切片 4. 混合血栓切片 5. 肾贫血性梗死切片 6. 肺出血性梗死切片

三、实验内容

(一)病理大体

1. 淤血

(1)慢性肝淤血(槟榔肝)

1)病理变化:淤血的肝体积增大,被膜紧张,表面光滑。质地变实,呈暗红色,切面为均匀弥漫分布的暗红色小点或条索,其周围呈灰黄色,形成红黄相间的斑纹,似槟榔切面,故名槟榔肝。

2)观察:慢性肝淤血(槟榔肝)标本。

观察要点:肝脏的体积增大,包膜紧张,边缘钝圆,表面光滑,切面形成红黄相间的斑纹,似槟榔的切面。

【思考题】 暗红色和灰黄色区域分别为肝小叶的什么位置?代表什么病理变化?

(2)急性肺淤血(肺水肿)

1)病理变化:肺脏因淤血而体积增大,被膜紧张,边缘较钝圆,饱满感。若新鲜标本切开时可见大量血性泡沫状液体流出。

2)观察:急性肺淤血(肺水肿)标本。

观察要点:肺体积明显增大,被膜紧张,肺边缘钝圆。

(3)慢性肺淤血(肺褐色硬化)

1)病理变化:肺体积增大,被膜紧张,切面呈红褐色,有散在铁锈色斑点,质地较实,失去正常肺组织的疏松状态。

2)观察:慢性肺淤血(肺褐色硬化)标本。

观察要点:小块肺组织,暗黑色,含气量减少,质地较实,表面及切面可见弥漫分布的棕褐色斑点。

【思考题】 分析导致肺组织呈褐色、质地变实的形成机理。

2.血栓

(1)病理变化 血栓可发生在血管腔、心腔或心瓣膜上;血栓的颜色可以是白色(白色血栓)、红白相间(混合血栓)或红色(红色血栓);血栓可呈圆柱状(血管内)、球形(心腔内)或颗粒状(心瓣膜上)。血栓与心血管内壁黏连。

(2)观察 静脉内混合血栓标本。

观察要点:在一段纵行剖开的静脉腔内可见一条呈黑褐色的柱形血栓,与管壁紧密黏着,表面粗糙波纹状隆起、可见不明显的灰白色条纹。

3.栓塞

病理变化:肺动脉或体循环动脉分支腔内有血栓样团块或其他异物堵塞,堵塞物与血管无黏连。

4.梗死

(1)病理变化 梗死灶的形状与血管分布有关,肝、肾、脾、肺的梗死灶呈圆锥形,切面呈楔形(基底部靠近包膜,尖端指向器官门);心和脑的梗死灶呈不规则形;肠梗死呈节段性。贫血性梗死区呈白色,境界清楚,周围有明显的充血出血带。出血性梗死区呈暗红色。陈旧性梗死表面凹陷,切面灰白色。

(2)观察

①脾贫血性梗死标本

观察要点:脾脏体积增大,被膜增厚。脾的切面可见一个或多个灰白色的梗死灶,呈楔形或不规则形,梗死区境界清楚,周围有一圈黑褐色的充血出血带。

②肠出血性梗死标本

观察要点:一段手术切除的结肠,呈黑褐色,肠壁肿胀,浆膜面粗糙。病变区与正常肠组织界限不清。

③肺出血性梗死标本

观察要点：肺的剖面上，靠近肺的边缘处有一黑褐色边界欠清的梗死灶，基底部靠近肺膜，尖端指向肺门，质地变实。

④心肌梗死标本

观察要点：心脏剖面见左心室前壁心肌有大片形状不规则的灰黑色区，此处心肌纹理不清，失去光泽。

【思考题】　出血性梗死与贫血性梗死在形态上有何不同？

5.出血

(1)病理变化　出血因部位和出血量多少而表现为瘀点、瘀斑、血肿和血性积液等。新鲜出血呈鲜红色，陈旧性出血呈暗红色。

(2)观察

①脑出血标本

观察要点：大脑冠状切面，脑中线偏移，两侧不对称。增大的一侧脑组织内囊区可见大块暗黑色出血灶，大小约 $5cm \times 3cm$。

②脾外伤性出血标本

观察要点：脾脏体积增大，在其脏面可见脾被膜连同其下实质破裂，形成一处不规则破裂口，可见暗黑色血凝块。

③硬脑膜下血肿标本

观察要点：幼儿颅骨一块，内侧硬脑膜下见大块黑色血凝块。

(二)病理组织

1.淤血

(1)病理变化　组织内小血管和毛细血管扩张，血管腔内充满红细胞。组织中可见淡红色水肿液、红细胞和含有含铁血黄素颗粒的巨噬细胞。充血时间长的器官，可见实质细胞萎缩甚至消失，间质内纤维组织大量增生。

(2)观察

①慢性肝淤血切片

观察要点：镜下辨认肝小叶、中央静脉、肝索、肝血窦和门管区。肝小叶结构尚存，肝小叶的中央静脉及其中央区的肝血窦明显扩张，充满大量红细胞，该处肝细胞因受压而萎缩，甚至消失，严重者甚至中央静脉也消失。而肝小叶周边区的肝血窦淤血较轻，该处肝索完整，部分细胞发生不同程度的脂肪变性。有些肝小叶的淤血区扩展与相邻小叶的淤血区相连形成"淤血带"。

②慢性肺淤血切片

观察要点：镜下观，肺间质小静脉和肺泡壁毛细血管明显扩张充血，管腔内可见红细胞数增多，导致肺泡壁增厚。肺泡腔内有淡红色均质的水肿液，少量红细胞、巨噬细胞(体积大而圆，胞质内可见吞噬的黑色碳末颗粒，即尘细胞)，有的肺泡腔内可见散在的棕褐色细胞，此即心衰细胞(胞质内含有棕黄色含铁血黄素颗粒的巨噬细胞)。

【思考题】　肺泡腔内水肿液、心衰细胞是如何形成的,临床上患者会出现哪些相应症状?

③肺褐色硬化切片

观察要点:镜下观,肺泡壁增厚,有纤维组织增生和少量平滑肌细胞增生、肥大,而肺泡壁毛细血管扩张、淤血减轻;肺泡腔内及间质内有大量心衰细胞及其死亡崩解释放的含铁血黄素颗粒。

2.血栓

(1)病理变化

①白色血栓:由淡粉色颗粒状血小板和红色丝状纤维素构成。

②混合血栓:由珊瑚状血小板梁及小梁间纤维素网、红细胞、白细胞构成,小梁表面有中性粒细胞附着。

③红色血栓:由纤维素网及大量红细胞和少量白细胞构成。

④透明血栓:由纤维素构成,仅存在于微血管内。

(2)观察　混合血栓切片。

观察要点:镜下观,嗜酸性无结构的小梁状条纹和红色区相交织。嗜酸性的小梁是由血小板形成,其边缘有许多白细胞,其间红色部分是纤维蛋白构成的网状结构,网内充满红细胞。

3.梗死

①肾贫血性梗死切片

观察要点:肉眼观,切片内有一粉染的梗死区,其余为正常肾组织。镜下观,梗死区内肾小球和肾小管的轮廓尚存,但细胞均已死亡,梗死区与正常组织交界处可见充血出血带,此处毛细血管扩张充血,并有大量炎细胞浸润。正常区域可见正常肾组织。

②肺出血性梗死切片

观察要点:肉眼观,切片部分呈暗红色致密区(梗死区),其他呈紫红色疏松区(正常区)。镜下观,梗死区内肺泡轮廓隐约可见,但肺泡壁组织结构不清(组织坏死的特征),肺泡腔内充满大量红细胞(出血),梗死区周围的肺组织有出血、淤血的现象。

（沈　健）

实验报告

实验内容:局部血液循环障碍

实验日期_____年_____月_____日

病理大体

循 3(A)

器　　官:肝脏

病变要点:先观察中药槟榔饮片的形态特点,再观察肝脏的病变特点。可见肝脏体积_____,包膜_____,边缘_____,质地_____,切面红黄相间,似槟榔的切面,故又称"槟榔肝"。

病理诊断:慢性肝淤血

【思考题】 肝切面上红色与黄色部分相当于肝小叶的什么位置,形成的原因是什么?

循 5

器　　官:肺

病变要点:注意观察肺的含气状态、质地及颜色。肺表面及切面的颜色均为_____,含气量_____,质地_____,重量增加,是因为_____;表面及切面见较多的棕褐色斑点,是由于_____。

病理诊断:_____

【思考题】 何谓肺褐色硬化? 它是如何形成的? 对肺功能会有何影响?

循 10(A)

器　　官:脾脏

病变要点:右侧脾切面有新旧两块略呈等腰三角形的病灶。颜色苍白,上一块底长 4cm,高 3cm;下一块底长 4cm,高 2.5cm,微突于表面,病灶基底位于脾包膜,尖端指向_____,境界_____,周围围绕着黄褐色的充血出血带。左侧脾切面病变更广泛些,仍可辨明三角形病灶,包膜明显增厚。

病理诊断:_____

循 12

器　　官:肺

注意观察病灶的部位、颜色、质地及与周围组织的关系。

病变描述:_____

_____

_____

病理诊断:肺出血性梗死

病理组织

切片：1#

组　　织：肝脏

观察要点：

1.淤血区位于＿＿＿＿＿＿＿＿＿，形态特点：＿＿＿＿＿＿＿＿＿＿＿＿＿＿。

2.淤血区周围的部分肝细胞质中出现空泡，是因为＿＿＿＿＿＿＿＿＿＿＿。

【绘图】

病理诊断：＿＿＿＿＿＿＿＿＿＿＿＿＿（放大倍数：＿＿＿＿＿＿＿）。

切片：2#

组　　织：肺

观察要点：

1.认清以下结构：肺泡、肺泡壁、肺毛细血管、肺小血管、肺支气管。

2.肺泡腔内可见＿＿＿＿＿＿＿＿＿＿＿＿＿＿＿＿＿＿＿＿等内容物。

3.镜下见肺毛细血管表现为＿＿＿＿＿＿＿＿＿＿＿，它位于＿＿＿＿＿＿＿＿。

4.何谓心力衰竭细胞：＿＿＿＿＿＿＿＿＿＿＿＿＿＿＿＿＿＿＿＿＿＿。

5.含铁血黄素颗粒除了沉积在心衰细胞质内，还可见于：＿＿＿＿＿＿＿。

【绘图】

病理诊断：＿＿＿＿＿＿＿＿＿＿＿＿＿＿＿＿＿（放大倍数：＿＿＿＿＿＿＿＿＿）

实验四 炎 症

一、实验目的与要求

1.掌握炎症基本病理变化的形态学特点。

2.掌握炎症的组织学类型及各型病变特点。

3.掌握炎症的经过及结局。

4.了解炎症过程中组织损伤、抗损伤与修复的动态变化。

二、实验材料

	病 理
大 体	1.急性重型肝炎标本 2.纤维素性心外膜炎标本 3.细菌性痢疾标本 4.细菌性肝脓肿标本 5.肺脓肿标本 6.蜂窝织炎性阑尾炎标本 7.化脓性脑膜炎标本 8.慢性增生性扁桃体炎标本 9.增生性脾炎标本 10.肺炎性假瘤标本 11.肠伤寒标本
组 织	1.纤维素性心外膜炎切片 2.细菌性痢疾切片 3.蜂窝织炎性阑尾炎切片 4.肺结核肉芽肿切片

三、实验内容

(一)病理大体

1.变质性炎

急性重型肝炎

(1)病理变化　肝脏体积明显缩小,重量减轻,表面被膜皱缩,边缘锐利,质地柔软,切面呈土黄色或红褐色,可见红黄相间的斑纹状区域,故又称急性红色肝萎缩或急性黄色肝萎缩。

(2)观察　急性重型肝炎标本。

观察要点:肝脏体积缩小,包膜皱缩,重量减轻,颜色变深,质地柔软,新鲜时可折叠而不断裂,切面肝小叶结构无法辨认。

2. 纤维素性炎

①纤维素性心外膜炎

(1)病理变化　风湿性心外膜炎、结核性心包炎或尿毒症等疾病,心外膜可有大量纤维素渗出到心包腔,造成心包壁层和脏层纤维素性黏连,由于心脏搏动反复撕扯,逐渐在心外膜形成无数参差不齐的绒毛状物,覆盖于心脏表面,故称"绒毛心"。若渗出的大量纤维素不能被溶解吸收,发生机化,使心外膜脏层和壁层互相黏连,形成缩窄性心外膜炎。

(2)观察　纤维素性心外膜炎标本。

观察要点:剪开的心包,见心脏表面(心外膜)覆盖着参差不齐的细绒毛状物,灰白色,状如心脏长毛,颇似绵羊皮外观。

②细菌性痢疾

(1)病理变化　结肠黏膜炎性水肿,表层坏死,失去光泽,有薄层灰白色、稍粗糙膜状物(假膜)覆盖,如出血明显则呈暗红色,如受胆色素浸染则呈灰绿色。后因假膜呈小片状破溃脱落,即形成密集的、小片状糠皮样膜状物黏附于肠黏膜表面。随着假膜不断脱落,则逐渐形成大小不等、形态不一的"地图状"浅表溃疡。

(2)观察　细菌性痢疾标本。

观察要点:结肠一段,已切开,黏膜表面污浊,可见灰黄或灰绿色纤维素性渗出物附着,黏膜皱襞可见。

【思考题】　假膜是由什么组成?是如何形成的?

3. 脓肿

脓肿是局限性化脓性炎,主要特征是局部组织溶解坏死,形成充满脓液的脓腔。常发生在肺、肝、脑、肾和皮肤等处。

观察:

①细菌性肝脓肿标本

观察要点:肝切面见多个灰白色结节,大小不一,境界清楚,质地较脆(脓液固定后呈凝固状)。

②肺脓肿标本

观察要点:肺下叶有一空腔(已切开,内容物流失),大小约 5cm×2cm×7cm,内壁尚残留部分灰白色坏死组织,高低不平。相应的胸膜表面有絮状的纤维素渗出。

4. 蜂窝织炎

蜂窝织炎是疏松结缔组织的弥漫性化脓性炎,常发生于皮肤、肌肉和阑尾。

观察:蜂窝织炎性阑尾炎标本。

观察要点:阑尾显著肿胀,浆膜面充血、失去正常光泽,呈灰黑色,表面附有灰黄色纤维素性脓性渗出物。横断面上,管壁增厚,可见炎性渗出物溢出,腔内常见粪石潴留。

5. 表面化脓与积脓

表面化脓与积脓是发生在黏膜和浆膜的化脓性炎。黏膜的化脓性炎又称脓性卡他性炎,此时中性粒细胞向黏膜表面渗出,深部组织的中性粒细胞浸润不明显。当化脓性炎发生在浆膜、胆囊和输卵管时,脓液则在浆膜腔、胆囊和输卵管腔内积存,称积脓。

观察:化脓性脑膜炎标本

观察要点:在蛛网膜下腔有较多灰白色脓液积聚,覆盖于脑膜表面,脑膜混浊,脑膜血管高度扩张充血,部分脑膜血管被脓液覆盖。脑回变宽,脑沟变浅,结构模糊。

6.增生性炎

增生性炎是以组织、细胞增生为主要特征的。一般经过缓慢,但也有呈急性经过,如急性链球菌感染后肾小球肾炎、伤寒等。

①慢性增生性扁桃体炎标本

观察要点:扁桃体一对,体积明显增大,大小约 3cm×2cm×1cm(正常约黄豆大小),颜色灰白,质较硬。

②增生性脾炎标本

观察要点:脾脏体积显著增大,大小约 16cm×10cm×5cm,切面见较多粟米粒大小的棕黄色结节(含铁结节),脾小结模糊不清,脾小梁增粗,表面附有纤维蛋白。

③肺炎性假瘤标本

观察要点:肺叶中央见一圆形肿物,直径 3cm 左右,灰白色,质地中等,与正常组织分界清楚,无包膜。镜检证实为肺炎性假瘤。

④肠伤寒标本

观察要点:回肠一段,黏膜面可见椭圆形突起,表面肿胀并有小凹陷形成,质软,形似脑回状,故称髓样肿胀。

(二)病理组织

1.纤维素性炎

观察:

①纤维素性心外膜炎切片

观察要点:先在低倍镜下分清心壁的三层结构。重点观察心外膜,可见其表面被覆不规则形、红染纤细的纤维蛋白丝,有的聚集成条索状或片状,其间夹杂着数量不等的中性粒细胞、红细胞,心外膜层有疏松结缔组织和脂肪细胞,下方是心肌组织。

【思考题】 心脏的这种组织学改变,在外观上会呈现什么样子?

②细菌性痢疾切片

观察要点:低倍镜下见结肠黏膜表面坏死,表面覆盖一层由炎性渗出物构成的假膜。高倍镜下见假膜由渗出的纤维素、中性粒细胞、坏死脱落的上皮细胞以及红细胞、细菌和黏液一起构成。

2.蜂窝织炎

观察:蜂窝织炎性阑尾炎切片

观察要点:先在低倍镜下辨认阑尾腔和阑尾壁的四层结构。高倍镜下,阑尾系膜和阑尾壁各层高度炎性水肿(肌层由致密变得疏散),有大量中性粒细胞弥漫性浸润。

3.肉芽肿性炎

肉芽肿性炎是以肉芽肿形成为特点的特异性炎症。多为慢性炎症,少数也可以见于急性炎症,如伤寒、风湿病等。肉芽肿是炎症局部主要由巨噬细胞或其演化的细胞增生形成的境界清楚的结节状病灶,直径一般在 0.5～2mm。

观察:肺结核肉芽肿切片。

观察要点:肺组织中可见散在的大量大小相似的结核结节,结节中央无明显的干酪样坏死物,但可见多量放射状排列的上皮样细胞及多个朗格汉斯巨细胞,外围可见薄层纤维组织围绕,其中有大量淋巴细胞和少量成纤维细胞。

（陈　健）

实验报告

实验内容:炎症

实验日期_____年_____月_____日

病理大体

炎 5

器　　官:肺

病变描述:_____

_____。

病理诊断:_____

炎 13(A)

器　　官:心脏

病变描述:_____

_____。

病理诊断:_____

病理组织

切片:7♯

组　　织:阑尾壁

观察要点:

1.低倍镜下分清阑尾壁的层次,由内向外依次是:_____

_____。

2.描述阑尾肌层的病变特点:_____

_____。

3.高倍镜下观察炎症细胞的形态及其在阑尾壁内的分布特点:_____(局限/弥漫)。本切片中以_____(炎细胞)浸润为主。

注　　意:观察炎症细胞用高倍镜;因切片组织在制片的过程中发生较严重收缩,故炎症细胞体积远比血涂片中白细胞小,但基本形态是一致的。

【绘图】

病理诊断:_____（放大倍数:_____）

切片:8♯

组　　　织:心壁

观察要点:心外膜表面可见_____渗出,呈_____

_____状。

【绘图】

病理诊断:_____（放大倍数:_____）

实验五　肿　瘤

一、实验目的与要求

1. 掌握肿瘤的大体形态特点、生长方式、转移途径。
2. 分清肿瘤的实质和间质,掌握肿瘤组织结构和细胞形态的异型性。
3. 掌握良、恶性肿瘤的区别。
4. 熟悉癌和肉瘤的区别。
5. 熟悉常见的癌前病变。
6. 掌握常见肿瘤的病理形态特点。

二、实验材料

	病　理
大　体	1. 结肠腺癌标本 2. 卵巢浆液性囊腺瘤标本 3. 皮肤乳头状瘤标本 4. 子宫肌瘤标本 5. 脂肪瘤标本 6. 甲状腺腺瘤标本 7. 黑色素瘤标本 8. 食管癌标本 9. 胃癌标本 10. 肺癌标本 11. 肝癌标本 12. 阴茎癌标本 13. 骨肉瘤标本 14. 乳腺癌标本
组　织	1. 肿瘤脱落细胞涂片 2. 肺癌切片 3. 肠腺癌切片 4. 食管鳞癌切片

三、实验内容

(一)病理大体

1. 观察肿瘤的大体形态(形状、大小、数目、颜色、质地、包膜)

肿瘤的形态多种多样,是临床上初步判断肿瘤性质和来源的重要依据。

(1)形状　发生于深部组织和器官内的肿瘤多呈结节状、分叶状、哑铃状或囊状。发生于体表和空腔器官内的肿瘤常突出于皮肤或黏膜面,呈息肉状、蕈伞状、乳头状或菜花状,也可呈斑块状或溃疡状。恶性肿瘤因其呈侵袭性生长,常呈蟹足状或树根状,侵入周围正常组织。

(2)体积　肿瘤的体积与肿瘤的性质、生长时间、生长速度、发生部位等有关。有的肿瘤体积极小,仅在显微镜下才能发现(如甲状腺的微小癌)。生长在狭小腔道(如颅内、椎管内)的肿瘤,体积常较小;恶性肿瘤生长较快,短期内可产生不良后果,甚至危及患者生命,故一般不会长得很大。反之,生长在体表或体腔(如腹腔)的肿瘤,生长空间充裕,体积常较大。

(3)颜色　一般说来,肿瘤的颜色多近似于起源组织的颜色。如上皮组织发生的肿瘤多呈灰白色;脂肪组织肿瘤呈黄色或浅黄色;血管源性肿瘤呈暗红色;黑色素瘤呈黑色或灰褐色;肿瘤间质血管丰富的肿瘤多呈粉红色。当肿瘤组织继发变性、坏死、出血或感染时,可见多种颜色混杂,呈现斑驳色彩。

(4)质地　肿瘤的质地取决于瘤细胞的组织来源、瘤细胞与间质的比例,瘤细胞丰富而间质纤维成分少的肿瘤质地脆软,反之则质地较硬。如骨瘤质地坚硬;脂肪瘤、血管瘤和腺瘤等质地较软;纤维性肿瘤和平滑肌瘤质地较韧。此外,继发玻璃样变、钙化或骨化的肿瘤质地变硬,而发生坏死、液化及囊性变者质地变软。

(5)数目　肿瘤一般为单中心性发生,但多发性肿瘤也不罕见,如多发性子宫平滑肌瘤、多发性神经纤维瘤等,肿瘤可多达数十甚至数百个。当同一患者体内同时或先后发生一个以上原发性恶性肿瘤时,称为多原发性癌。它们的原发部位和组织学类型可以相同,也可以不相同。

①结肠腺癌

观察要点:可见肠腔内有一肿块,呈乳头状、菜花形,体积约 6cm×3.5cm×1.5cm。

②多发性子宫平滑肌瘤

观察要点:剖开子宫一个,剖面可见多个大小不等的结节状肿物,直径约 0.5～2cm,颜色灰白,边界清楚,有完整包膜。

③卵巢浆液性囊腺瘤

观察要点:完整的巨大囊肿一个,13cm×11cm×7cm 大小,外表平滑,壁薄。

④卵巢浆液性乳头状囊腺瘤

观察要点:已剖开的囊肿一个,大小约 8.5cm×8cm×4cm,囊内壁可见无数绿豆大乳头状物。

⑤肺鳞癌

观察要点:肺组织中可见一灰白色团块,边界不清,大小约 8cm×7cm,质地较实,局部有出血坏死。

⑥脂肪瘤

观察要点:由皮下组织发生的良性肿瘤,淡黄色大小为 8.5cm×6cm×4cm,呈分叶状,表面光滑,外有完整包膜,质软,悬浮于固定液中。

⑦转移性黑色素瘤

观察要点:此标本由数个肿大的淋巴结融合而成,质较硬,切面呈黑色。

2.观察肿瘤的生长方式

肿瘤的生长方式主要有以下三种:

（1）膨胀性生长　实质器官的良性肿瘤常呈膨胀性生长。由于肿瘤分化较好，其生长速度缓慢，随着瘤体体积逐渐增大，推开或挤压周围正常组织。肿瘤多呈结节状、分叶状，与周围组织分界清楚，可在肿瘤周围形成完整的纤维性包膜。触诊时瘤体可活动，手术容易切除，复发率低。

（2）侵袭性生长　大多数恶性肿瘤都呈侵袭性生长。由于肿瘤细胞分化程度低，生长速度快，侵入、破坏周围正常组织，并侵犯血管、淋巴管或神经，与周围正常组织黏连，分界不清，多无包膜。触诊瘤体固定，活动度小，手术不易切净，术后易复发。因此，临床上对恶性肿瘤常采取大范围手术切除加放疗、化疗等综合性治疗措施，以避免复发。也可由病理医师对切缘组织作快速冰冻切片以了解有无肿瘤浸润，从而帮助手术医师确定是否需要扩大切除范围。

（3）外生性生长　发生在体表、体腔面或自然管道（如消化道、泌尿生殖道等）黏膜面的肿瘤多呈外生性生长，形成乳头状、息肉状或菜花状肿物。外生性生长的肿瘤既可为良性，亦可为恶性。后者在向外生长的同时，常伴有基底部浸润性生长。外生性恶性肿瘤，因生长速度快，瘤体中央部血液供应相对不足，肿瘤易发生坏死，坏死组织脱落后可形成高低不平、边缘隆起的溃疡。

①子宫平滑肌瘤

观察要点：在已切开的子宫壁内可见一体积约 7cm×6cm×7cm 的肿块，色灰红，包膜完整，切面肌纤维排列紊乱。受其挤压子宫腔缩小，说明其生长方式为膨胀性生长。

②溃疡型胃癌

观察要点：小块胃组织标本，在胃小弯近幽门处见一较大溃疡，宽×深约 2.5cm×1cm，断面中层为暗红色肌层，在溃疡处肌层断裂消失，代之灰白色肿瘤组织。此肿瘤生长方式为浸润性生长。

③膀胱乳头状癌

观察要点：膀胱已切开，黏膜面可见一向外突起的较大肿物，外观呈菜花形，其生长方式为外生性生长。

3. 观察肿瘤的转移途径

常见转移途径有以下三种：

（1）淋巴道转移　是癌最常见的转移途径。癌细胞首先侵入毛细淋巴管，随淋巴液到达局部淋巴结，形成淋巴结内转移癌。

（2）血道转移　瘤细胞脱离原发瘤、侵袭细胞外基质、侵入血管内运行（瘤细胞栓子）、停留于靶器官的血管内、穿出血管、进入组织间增殖，最终形成转移瘤。血道转移是肉瘤最常见的转移途径。

（3）种植性转移　当发生于胸腹腔等体腔内器官的恶性肿瘤蔓延至器官浆膜时，瘤细胞可脱落并像播种一样散落于体腔的浆膜或其他器官表面，继续生长并形成多个转移瘤，称为种植性转移。

①溃疡型胃癌伴淋巴结转移

观察要点：胃沿大弯剖开并展平，在黏膜面见胃小弯处有一 6cm×5cm 大小的溃疡，该区域内黏膜皱襞消失，胃壁增厚，可见灰白色癌组织向下浸润性生长，溃疡边缘隆起。背面可见多个淋巴结肿大，黏连，切面灰白色。

②血道转移标本（注：标本取自同一尸体）

观察要点：

子宫绒癌：不全切子宫一个，子宫平滑肌壁见数个暗红、花生米大小结节。

肺转移性绒癌：肺切面见许多灰白色圆形结节，个别结节因出血呈暗红色。

脑转移性绒癌：脑组织可见一个 2cm×1cm 的出血性结节。

【思考题】　死者的肺和脑转移灶是经什么途径转移的？

4. 观察良性肿瘤

良性肿瘤是指无浸润和转移能力的肿瘤。肿瘤常具有包膜或边界清楚，呈膨胀性或外生性生长，生长缓慢，分化成熟。良性肿瘤绝大多数不会恶变，很少复发，对机体影响较小。但这并不是说，良性肿瘤没有危险。相反，有些良性肿瘤对人体危害很大，必须密切关注。

当良性肿瘤生长在身体要害部位，这些部位空间又相当有限时，同样可造成致命的后果，如生长在头颅内、甲状腺及纵隔的巨大良性肿瘤等。发生在胃肠壁或肠腔内的良性肿瘤，也因为瘤体增大会引起梗阻、出血、穿孔、黄疸等急症，延误治疗可导致死亡。

其次，有些良性肿瘤会发生恶变，一旦变成恶性，其后果与恶性肿瘤相同。比较容易恶变的肿瘤有甲状腺腺瘤、乳腺纤维瘤、子宫瘤、胃肠道的平滑肌瘤、软组织的纤维瘤、滑膜瘤、韧带纤维瘤等。

①皮肤乳头状瘤

观察要点：肿瘤由大小不等的粗大乳头组成，质较硬，灰白色。肿瘤基部为皮肤组织。

②甲状腺腺瘤

观察要点：已切开球形肿瘤一个，直径约 5cm×5cm×2cm，外有完整包膜，切面有扩张的滤泡，大小不等，充满胶质，此肿瘤外观为囊状。

③卵巢纤维瘤

观察要点：肿瘤来自卵巢，生长缓慢。切面灰白色，编织状，质硬。

④脂肪瘤

观察要点：肿瘤呈淡黄色，大小为 8.5cm×6cm×4cm，呈分叶状，表面光滑，外有完整包膜，质软。

⑤多发性子宫平滑肌瘤

观察要点：剖开子宫一个，剖面可见多个大小不等的结节状肿物，直径约 0.5～2cm，颜色灰白，边界清楚，有完整包膜。

⑥卵巢浆液性囊腺瘤

观察要点：完整的巨大囊肿一个，大小为 13cm×11cm×7cm，外表平滑，壁薄。

⑦卵巢浆液性乳头状囊腺瘤

观察要点：已剖开的囊肿一个，大小约 8.5cm×8cm×4cm，囊内壁可见无数绿豆大乳头状物。

⑧脾脏囊状淋巴瘤

观察要点：脾组织一块，切面布满大小不一囊腔，壁薄，内充满粉染胶冻状物质（为淋巴液，固定后凝固）。

⑨卵巢囊性畸胎瘤

观察要点:标本为一囊性肿物,仔细观察囊腔内容物,可见骨骼、毛发、牙齿等成分。

⑩葡萄胎

观察要点:子宫体积明显增大,宫腔内可见许多壁薄的含透亮液体的囊泡,其间有纤细的纤维性蒂索相连。

5. 观察恶性肿瘤

恶性肿瘤发展较快,呈浸润性生长,瘤细胞四周蔓延侵入周围组织的间隙、管道、空腔等处,并破坏邻近器官或组织。恶性肿瘤一般无包膜,与周围组织分界不清。固定、不能推动,表面高低不平,质脆,肿瘤中央可缺血、坏死、溃烂、出血。瘤体表面可呈菜花样。恶性肿瘤还具有转移性特征。

①肝细胞性肝癌

观察要点:肝被膜见大小不等结节突出,肝切面可见多发、散在灰白色团块,直径 $0.1\sim2cm$ 不等,质中。

②结肠腺癌

观察要点:可见肠腔内有一肿块,呈乳头状、菜花形,体积约 $6cm\times3.5cm\times1.5cm$。

③阴茎乳头状鳞癌

观察要点:阴茎一段,龟头四周有乳头状突出生长的肿瘤组织,灰白色。

④膀胱移行细胞癌

观察要点:膀胱黏膜面可见一向外突起的较大肿物,外观呈菜花形。

⑤乳腺腺癌

观察要点:乳腺矢状切面,见一大小 $3cm\times2.5cm$ 肿物,色灰白,境界不清,如树根样侵入周围脂肪组织中呈浸润性生长。表面皮肤橘皮样,乳头内陷。

⑥隆突性纤维肉瘤

观察要点:突出于皮肤的肿物一个,大小约 $6cm\times6cm\times4cm$,包膜不完整,切面灰红,细嫩均匀,似鱼肉,表面溃烂出血。

⑦肱骨骨肉瘤

观察要点:肱骨纵剖面,肿瘤从干骺端开始,破坏骨组织,呈纺锤体状向骨膜外软组织伸延,形成大片瘤块。

⑧肺鳞癌

观察要点:肺组织中可见一灰白色团块,边界不清,大小约 $8cm\times7cm$,质地较实,局部有出血坏死。

⑨转移性黑色素瘤

观察要点:此标本由数个肿大的淋巴结融合而成,质较硬,切面呈黑色。

⑩食管癌

观察要点:食管标本,已横切为数小段,灰白色肿瘤组织呈乳头样增生,向食管腔内生长,大部分管腔已完全阻塞,管壁亦见灰白色肿瘤组织浸润。

⑪卵巢多房性黏液性囊腺癌

观察要点:已剖开的囊肿一个,分隔为三房,囊内充满暗褐色胶冻状物,右侧两房的囊壁内面可见多个大小不一的肿物,呈菜花状,切面灰白色。

⑫子宫颈癌

观察要点:全子宫标本,剖面可见一侧宫颈增大,有一大小约 2cm×2cm 的肿物,灰白色,浸润至肌层。

6.观察癌前病变

结肠多发性息肉

病史摘要:刘某,男,28 岁,腹痛、腹泻、便血 6 月余,近一个月加剧,经纤维结肠镜检查诊断为结肠多发性息肉,而行手术切除。患者自述其祖父与几个叔叔均患此病。

观察要点:结肠一段,见黏膜上密集分布大量米粒大小的灰白色小息肉,呈绒毡状。

【思考题】　除本病外,还有哪些疾病属于癌前病变?

（二）病理组织

1.脱落细胞涂片

观察要点:涂片中可见成团或散在的瘤细胞,其大小形态极不一致,核大深染,胞质弱碱性,并见瘤巨细胞。此外,还可见到红细胞、淋巴细胞等,注意比较不同细胞之间的大小、形态及核的特征。

2.肺低分化鳞癌

观察要点:癌组织呈乳头状,癌细胞排列紧密,大小形态不一,核染色深,可见病理性核分裂象。

3.直肠腺癌

观察要点:切片两侧尚见正常的大肠黏膜,切片中央为肿瘤组织,由大量不规则肿瘤性腺体组成;腺体大小不一、形状不规则,排列紊乱,可见腺体背靠背现象,部分呈乳头状生长;癌细胞层次增多,紧密重叠,偶见细胞呈实性团块状分布;肿瘤细胞大小不一,核大、染色深,核分裂象多见,核仁明显,胞质略呈嗜碱性;肿瘤组织已浸润破坏深肌层,部分累及浆膜层,肿瘤组织周围有大量炎症细胞浸润。

4.切片:食管癌

观察要点:食管黏膜层已遭肿瘤破坏,形成溃疡,在视野的右上方尚见食道黏膜呈不典型增生,并向原位癌过渡。癌组织位于纤维素及坏死物下方,主要由大小、形状不一的癌细胞巢组成,癌细胞大小不等,境界不清,核大小不等,圆形、椭圆形或短棒状,染色深,核分裂象较常见;部分癌巢中见角化珠(癌珠);肿瘤间质为较疏松的结缔组织,血管亦丰富;癌组织已浸润破坏肌层。

【思考题】

1.比较良恶性肿瘤在形态、生长方式、扩散及临床特征的区别。

2.何谓癌前病变,临床上有哪些常见的癌前病变?

（仇　客）

实验报告

实验内容:肿瘤

实验日期_____年_____月_____日

病理大体

肿 2

器　　官:_____

病变要点:结肠黏膜可见多发的突起,其底部_____(有/无)蒂与基底部组织相连,此为_____状外观。

病理诊断:_____

肿 8

器　　官:_____

病变要点:肺叶切面可见多个_____色圆形病灶,大小_____,分布_____。

病理诊断:_____,此为_____转移。

【思考题】 血道转移形成的转移瘤的特点。

肿 11　消 13(B)

器　　官:_____

病变要点:肿瘤组织的形态、颜色、浸润情况、食管腔阻塞情况。

病变描述:_____
_____。

病理诊断:_____

肿瘤 7(C)

器　　官:_____

病变描述:_____
_____

病理诊断:_____

女 1(B)

组　　织:_____

病变描述:_____
_____

病理诊断:_____

病理组织

切片:16#

材　　料:_____

观察要点:在涂片中可见到几种细胞,注意比较它们的形态、大小及细胞核。

1._____细胞,形态特点:_____。

2._____细胞,形态特点:_____。

3._____细胞,形态特点:_____。

【绘图】

病理诊断:_____(放大倍数:_____)

【思考题】 肿瘤的细胞异型性表现在哪些方面?

切片:14#

组　　织:_____

观察要点:1.分清肿瘤的实质、间质。

2.认识病理性核分裂象。(思考其意义)

【绘图】

病理诊断：_____（放大倍数：_____）

切片：13(B)♯号切片

组　　织：_____

观察要点：

1.注意观察肿瘤的组织来源,找出残留的正常的组织。

2.观察肿瘤组织的异型性,比较癌性腺体与正常肠黏膜腺体的不同。

组织结构方面：_____

_____。

细胞形态方面：_____

_____。

3.观察肿瘤组织_____（有/无）浸润至肌层。

【绘图】

病理诊断：_____（放大倍数：_____）

切片：12♯（附图）

组　　织：_____

观察要点：

1.注意辨认肿瘤的实质（癌巢）与间质。

2.注意肿瘤的分化程度：_____（有/无）角化珠或细胞间桥。

3.观察肿瘤组织_____（有/无）浸润至肌层。

【绘图】

病理诊断：_____（放大倍数：_____）

【思考题】　此肿瘤的异型性体现在哪些方面？和皮肤乳头状瘤相比，在结构、分化、异型性等
　　　　　　方面有何不同？

实验六　运动系统

一、实验目的与要求

1.熟悉骨的形态分类,掌握骨的构造及滑膜关节的基本结构。

2.掌握各部椎骨、骶骨、胸骨和肋的形态结构,脊柱的组成、整体观和各椎骨的连结,胸廓的组成和整体观。

3.熟悉颅的分部,脑颅骨和面颅骨的名称、位置,颅各面的形态结构,新生儿颅的形态结构特点,颞下颌关节的组成和构造。

4.掌握上肢骨的组成和各骨的名称、位置,肩关节、肘关节、桡腕关节的组成和构造特点。

5.掌握下肢骨的组成和各骨的名称、位置,骨盆的组成和分部,髋关节、膝关节、距小腿关节的组成和构造特点。

6.在活体上辨认全身主要的骨性标志。

7.了解骨骼肌的分类、构造和辅助结构。

8.熟悉斜方肌、背阔肌、胸锁乳突肌、胸大肌、前锯肌、肋间肌的位置和作用。

9.掌握膈的位置、形态和作用。

10.掌握腹前外侧壁各肌的位置和形态特点,辨认腹直肌鞘的位置和形态。腹股沟管的位置、形态和内容物。

11.熟悉三角肌、肱二头肌、肱三头肌、臀大肌、股四头肌、小腿三头肌的位置和作用。了解前臂肌、股肌、小腿肌的分群和作用。

12.了解腋窝、肘窝和腘窝的位置和境界。掌握股三角的位置、境界和内容物。

二、实验材料

	正　常
大　体	1.人体骨架标本、全身各部游离骨标本、儿童长骨剖面标本(纵横切)及脱钙骨和煅烧骨标本 2.脊柱标本、椎骨连结标本、胸廓前壁标本、男女骨盆标本及模型、已打开关节囊的颞下颌关节、肩关节、肘关节、桡腕关节、髋关节、膝关节和踝关节标本 3.整颅标本、分离颅骨标本、颅的水平切及矢状切标本、新生儿颅标本、鼻旁窦标本和颅顶层次解剖标本 4.躯干肌、膈、头肌、颈肌、上肢肌和下肢肌标本或模型

三、实验内容

（一）骨的分类和构造

1.骨的概述

在骨架上辨认各种形态的骨，观察它们的形态特点和分布。观察长骨剖面标本并区分长骨的骨干和两端，辨认骨髓腔、松质间隙、骨膜、骨质和两端的关节面。

【思考题】

1.骨的构造。

2.何谓长骨？在长骨剖面标本上可见哪些结构？

2.骨的化学成分与骨物理特性的关系

取经稀盐酸脱钙后的骨标本和经煅烧除去有机质的骨标本，观察它们的外形和比较它们的物理特性。

（二）骨连结的分类和构造

1.直接连结

取脊柱腰段矢状切面和颅的标本，分别观察椎间盘和缝。

2.滑膜关节

关节的基本构造：取肩关节标本观察关节囊的构造和附着部位，关节面的形状，关节腔的构成。关节的辅助结构：取膝关节标本，观察韧带、两块半月板的位置和形态。

【思考题】　关节的基本结构和辅助结构。

（三）躯干骨及其连结

1.脊柱

在人体骨架标本上观察脊柱的位置和组成。

（1）椎骨　取胸椎观察辨认椎体、椎弓（椎弓板、椎弓根）、横突、棘突和上、下关节突，观察椎孔和椎间孔的形态和位置。区别不同部位椎骨的形态结构特点。观察骶骨的岬、骶前孔、骶后孔、骶管裂孔、骶角以及耳状面，骶管与骶前孔、骶后孔的交通关系。

【思考题】　椎骨的一般形态结构及各段椎骨的主要特征。

（2）椎骨的连结　取切除1～2个椎弓的脊柱腰段标本，观察椎间盘的位置、外形和构造。观察前、后纵韧带的位置，棘上韧带、棘间韧带和黄韧带的附着部位。

（3）脊柱的整体观　在脊柱标本上，从前面观察椎体自上而下的大小变化，从后面观察棘突纵行排列的情况，从侧面观察4个生理性弯曲的部位和方向。

【思考题】　脊柱的组成及其连结。

2.胸廓

在人体骨架标本上观察胸廓的组成及各骨的位置和各肋前后端的连结关系。在胸骨标本上区分胸骨柄、胸骨体和剑突，辨认颈静脉切迹和胸骨角。

在活体上摸辨以下结构：第7颈椎棘突、颈静脉切迹、胸骨角、第2～12肋、肋弓和剑突。

【思考题】 胸廓的组成及组成胸廓各骨的主要结构,与呼吸运动有何关系?

(四)颅骨及其连结

1. 颅的组成

取整颅及颅的水平切和正中矢状切标本,观察颅的分部和各块颅骨在整颅中的位置。观察下颌骨的形态。

2. 颅的整体观

取新生儿颅标本及颅的水平切和正中矢状切标本观察。

(1)颅的顶面 观察颅缝的位置和形态,新生儿颅的特点,前、后囟的位置、形态和大小。

(2)颅底内面 由前向后,依次区分颅前窝、颅中窝和颅后窝。观察各窝内的孔和裂,多数与颅外相通,观察时应同时注意它们在颅外的位置。

1)颅前窝:查看筛板的位置和形态,筛板及颅前窝外侧部下方的毗邻。

2)颅中窝:中央的隆起是蝶骨体,上方的凹窝即垂体窝。然后分别辨认视神经管、眶上裂、圆孔、卵圆孔、棘孔、颞骨岩部和鼓室盖。

3)颅后窝:在枕骨大孔周围寻认舌下神经管、横窦沟、乙状窦沟和颈静脉孔以及位于颈静脉孔前上方的内耳门。

(3)颅底外面 在前区内辨认骨腭及两侧的牙槽弓和牙槽。在后区寻认枕骨大孔、枕外隆凸和颈动脉管外口。从颈静脉孔向外,依次寻认茎突、茎乳孔和乳突。由乳突向前,查看下颌窝和关节结节。

【思考题】 颅底内外面的交通孔道。

(4)颅的侧面 由乳突向前,辨认外耳门、颧弓及颞窝。在颞窝内侧壁上寻认翼点,观察其位置以及骨质的厚薄。

(5)颅的前面

1)眶:观察眶的位置及毗邻,寻认眶上切迹(眶上孔)和眶下孔;查看泪囊窝,以及与它相连续的鼻泪管。在眶外侧壁的后部查看眶上裂和眶下裂。用细铜丝探查视神经管、鼻泪管、眶上裂和眶下裂,观察它们各与何处相通。

2)骨性鼻腔:检查梨状孔、鼻后孔和骨性鼻中隔的位置,辨认骨性鼻腔外侧壁上的上、中、下鼻甲,以及相应鼻甲下方的上、中、下鼻道。在上鼻甲的后上方查找蝶筛隐窝。

3)鼻旁窦:取颅的正中矢状切和显示各鼻旁窦的标本,观察各鼻旁窦的位置和形态。

【思考题】

1. 鼻、眼眶的交通。

2. 骨性鼻腔外侧壁的主要结构。

取关节囊外侧壁已切除的颞下颌关节标本,观察颞下颌关节的组成、关节囊的结构特点和关节盘的形态。结合活体,验证颞下颌关节的运动。

在活体上摸辨以下结构:枕外隆凸、乳突和下颌角。

【思考题】 颞下颌关节的组成、结构特点及其功能。

（五）四肢骨及其连结

1.上肢骨

（1）肩胛骨 辨认肩胛骨的两面、三角和三缘。查找肩胛骨前面的肩胛下窝，后面的肩胛冈、肩峰及冈上、下窝，确认外侧角上的关节盂。在人体骨架标本上察看上、下角与肋的对应关系。

（2）锁骨 分辨锁骨的内、外侧端，对照人体骨架标本，观察它们的邻接关系。

（3）肱骨 在上端观察肱骨头、大结节、小结节和外科颈。在肱骨体寻认三角肌粗隆和桡神经沟。在下端依次寻认内上髁、肱骨滑车、肱骨小头和外上髁。

（4）桡骨 上端细小，下端粗大；观察上端的桡骨头以及与肱骨小头的对应关系。在下端，辨认外侧的茎突，内侧与尺骨头相对的尺切迹，并观察桡骨下端与腕骨相接的关节面。

（5）尺骨 上端粗大，下端细小。观察上端的鹰嘴、冠突和滑车切迹：在冠突的外侧面寻认桡切迹，观察桡切迹与桡骨头的对应关系。在下端辨认尺骨头和茎突。

（6）腕骨、掌骨和指骨 取手骨标本观察，注意它们的位置排列及邻接关系。

【思考题】 在活体上能摸到上肢骨哪些重要骨性标志？

2.上肢骨的连结

（1）肩关节 取纵行切开关节囊的肩关节标本，观察其组成、关节面的形态和大小差别、关节囊的形态结构特点及肱二头肌长头腱。结合活体，验证肩关节的运动。

【思考题】 为何肩关节脱位以下方多见？

（2）肘关节 取横行切开关节囊前、后壁的标本，观察肱桡关节、肱尺关节和桡尺近侧关节的组成。查看关节囊的形态结构特点，桡骨环状韧带的位置、形态以及与桡骨头的关系。观察肘关节在作屈、伸运动时，肱骨内、外上髁和鹰嘴三点的位置变化。

【思考题】

1.儿童为什么易发生桡骨头半脱位？

2.肘关节的组成、结构特点、运动形式和脱位方向。

（3）桡腕关节 取冠状切开的桡腕关节标本，观察关节的组成，并结合活体，验证其运动。

在活体上摸辨锁骨、肩胛冈、肩峰、肩胛下角、肱骨内上髁、肱骨外上髁、尺骨鹰嘴和桡骨茎突。

3.下肢骨

（1）髋骨 根据髋臼和闭孔的位置，先判定髋骨的侧别和方位，明确髂骨、坐骨和耻骨在髋骨中的位置。然后寻认髂嵴、髂前上棘、髂后上棘、髂结节、髂窝、耳状面、弓状线、耻骨梳、耻骨结节和耻骨下支，注意耻骨梳与弓状线的关系。在髋骨的后下部辨认坐骨结节、坐骨棘、坐骨大小切迹和坐骨支。

（2）股骨 观察股骨头、股骨颈、大转子和小转子，注意股骨头与髋臼的关系和股骨上端的方向。观察股骨下端的内、外侧髁。

（3）髌骨 对照人体骨架标本观察它的位置。

（4）胫骨 在胫骨上端观察内、外侧髁与股骨同名髁的对应关系。寻认胫骨粗隆及胫骨下端的内踝。

（5）腓骨　辨认上端膨大的腓骨头和下端呈略扁三角形的外踝。

（6）跗骨、跖骨和趾骨　取足骨的串连标本或人体骨架标本观察，注意各骨的排列关系。

【思考题】　在活体上能摸到下肢骨哪些重要骨性标志？

4.下肢骨的连结

（1）髋骨的连接　取骨盆标本或模型观察。

1）骶髂关节和耻骨联合：观察骶髂关节的组成，辨认骶结节韧带和骶棘韧带，观察坐骨大、小孔的围成及耻骨联合的位置。

2）骨盆：观察骨盆的组成，大、小骨盆的分界，小骨盆上、下口的围成，耻骨弓的构成，比较男、女骨盆的差异。

（2）髋关节　取环形切开关节囊的髋关节标本，观察其组成、两骨关节面的形态及关节囊的厚薄。验证其运动。

【思考题】　髋关节的组成、结构特点和运动形式。

（3）膝关节　取关节囊前壁向下翻开，后壁横行切开的膝关节标本，观察其组成和两骨关节面的形态，髌韧带、前后交叉韧带的位置，内外侧半月板的位置和形态，验证其运动。

【思考题】　膝关节在急剧伸小腿并作强力旋转时有可能损伤什么结构，为什么？

（4）距小腿关节（踝关节）　在距小腿关节标本上，观察其组成，验证其运动。

【思考题】　为什么足跖屈时易发生踝关节扭伤

（5）足弓　在足关节标本上，观察足弓的形态和维持足弓的韧带。

【思考题】　足弓的构成和生理意义。

在活体上摸辨以下结构：髂嵴、髂前上棘、髂结节、坐骨结节、耻骨结节、大转子、股骨内、外侧髁、髌骨、胫骨粗隆、腓骨头及内、外踝。

（六）肌的分类和构造

在全身肌标本上观察长肌、短肌、扁肌和轮匝肌的形态，辨认肌腹、肌腱和腱膜。

【思考题】　以长肌为例，说明肌的构造。

（七）躯干肌

在全身骨骼肌标本、躯干肌标本、膈标本（或模型）上观察。

1.背肌

观察斜方肌、背阔肌、竖脊肌的位置和起止点，理解它们的作用。

2.胸肌

确认胸大肌、前锯肌的起止点和肌束方向以及与肩关节运动轴的关系。验证它们的作用。在肋间隙内区别肋间内、外肌。

3.膈

检查膈附着于胸廓下口周缘的情况，膈周围部和中央部的结构差别，辨认膈的3个裂孔和通过的结构。

【思考题】

1. 膈的形态和位置，怎样参与呼吸运动？

2. 参与呼吸运动的肌有哪些？

4. 腹肌

检查腹壁 3 层扁肌的位置和肌束走行方向，腱膜与腹直肌鞘的关系，腹直肌鞘包绕腹直肌的情况。辨认腹外斜肌腱膜与腹股沟韧带的关系，以及腹股沟韧带的附着部位。观察腹股沟管的位置、形态、内外两口的部位、四壁和内容物。寻找腹股沟三角的位置和境界。

【思考题】 腹部肌的形态学特点与其功能的联系。

5. 会阴肌

观察肛提肌和覆盖在它的上、下两面的筋膜，盆膈的位置和穿过盆膈的结构。会阴深横肌和尿道括约肌和覆盖在它们上、下面的筋膜，尿生殖膈的位置和穿过它的结构。

（八）头颈肌

在头颈肌和颅顶层次解剖标本上，辨认枕额肌，观察眼轮匝肌、口轮匝肌。观察咬肌和颞肌的位置，并咬紧上、下颌牙，在自己身上触摸两肌的轮廓。

在颈肌标本上观察胸锁乳突肌的位置和起止点，查看舌骨的位置以及舌骨上、下肌群。观察斜角肌间隙的围成和内容物。

【思考题】

1. 胸锁乳突肌的位置、起止和作用。

2. 参与张口和闭口运动的肌有哪些？

（九）四肢肌

1. 上肢肌

在上肢肌标本结合全尸解剖标本上查找三角肌、肱二头肌、肱三头肌的位置和起止点。观察前臂各肌的位置、起止概况和肌腱的分布。观察手肌外侧群、内侧群和中间群的位置以及鱼际和小鱼际的形成。

辨认腋窝和肘窝的位置，观察手腱滑膜鞘的结构特点。

【思考题】

1. 肩关节、肘关节运动时各有哪些肌参与？

2. 参与拇指运动的肌有哪些？

2. 下肢肌

在下肢肌标本结合全尸解剖标本上观察髂腰肌、臀大肌、梨状肌及股前群肌、股内侧群肌、股后群肌和小腿前群肌、外侧群肌和后群肌的位置。寻找臀大肌、缝匠肌、股四头肌和小腿三头肌的起止点及跟腱的起止部位。辨认围成股三角和腘窝的结构及内容物。

【思考题】 髋关节、膝关节、踝关节运动时各有哪些肌参与？

（季　华）

实验报告

实验内容:运动系统

实验日期_____年_____月_____日

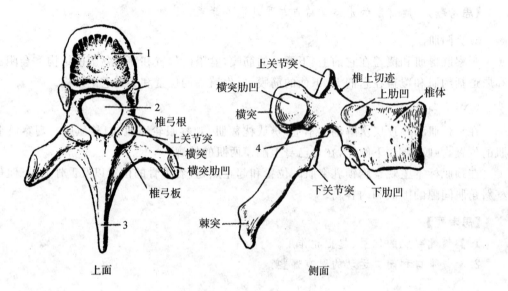

图 2-6-1 胸椎

1._____   3._____

2._____   4._____

成　绩:_____   教　师:_____

实验报告

实验内容:运动系统

实验日期_____年_____月_____日

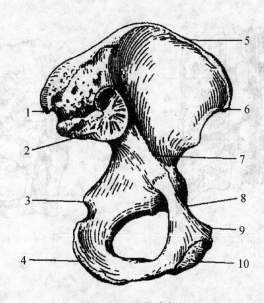

图 2-6-2 髋骨内侧面

1._____   6._____

2._____   7._____

3._____   8._____

4._____   9._____

5._____   10._____

成 绩:_____ 教 师:_____

实验报告

实验内容:运动系统

实验日期＿＿＿＿年＿＿＿＿月＿＿＿＿日

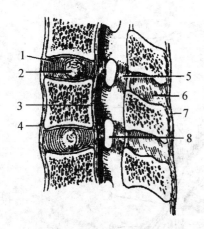

图 2-6-3 椎骨及其连结

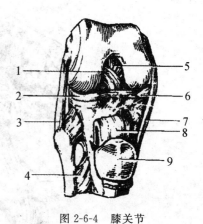

图 2-6-4 膝关节

1.＿＿＿＿＿＿＿＿＿＿＿＿   1.＿＿＿＿＿＿＿＿＿＿＿＿

2.＿＿＿＿＿＿＿＿＿＿＿＿   2.＿＿＿＿＿＿＿＿＿＿＿＿

3.＿＿＿＿＿＿＿＿＿＿＿＿   3.＿＿＿＿＿＿＿＿＿＿＿＿

4.＿＿＿＿＿＿＿＿＿＿＿＿   4.＿＿＿＿＿＿＿＿＿＿＿＿

5.＿＿＿＿＿＿＿＿＿＿＿＿   5.＿＿＿＿＿＿＿＿＿＿＿＿

6.＿＿＿＿＿＿＿＿＿＿＿＿   6.＿＿＿＿＿＿＿＿＿＿＿＿

7.＿＿＿＿＿＿＿＿＿＿＿＿   7.＿＿＿＿＿＿＿＿＿＿＿＿

8.＿＿＿＿＿＿＿＿＿＿＿＿   8.＿＿＿＿＿＿＿＿＿＿＿＿

                                  9.＿＿＿＿＿＿＿＿＿＿＿＿

成 绩:＿＿＿＿＿＿＿＿   教 师:＿＿＿＿＿＿＿＿

实验报告

实验内容:运动系统

实验日期＿＿＿＿＿年＿＿＿＿＿月＿＿＿＿＿日

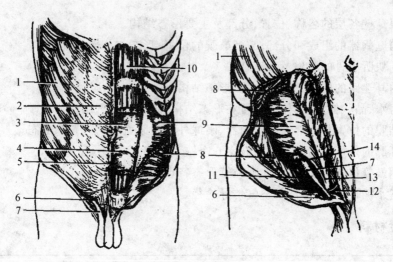

图 2-6-5　腹肌

1.＿＿＿＿＿＿＿＿＿＿　　　　8.＿＿＿＿＿＿＿＿＿＿

2.＿＿＿＿＿＿＿＿＿＿　　　　9.＿＿＿＿＿＿＿＿＿＿

3.＿＿＿＿＿＿＿＿＿＿　　　　10.＿＿＿＿＿＿＿＿＿＿

4.＿＿＿＿＿＿＿＿＿＿　　　　11.＿＿＿＿＿＿＿＿＿＿

5.＿＿＿＿＿＿＿＿＿＿　　　　12.＿＿＿＿＿＿＿＿＿＿

6.＿＿＿＿＿＿＿＿＿＿　　　　13.＿＿＿＿＿＿＿＿＿＿

7.＿＿＿＿＿＿＿＿＿＿　　　　14.＿＿＿＿＿＿＿＿＿＿

成　绩:＿＿＿＿＿＿＿＿　　教　师:＿＿＿＿＿＿＿＿＿

实验七　感觉器

一、实验目的与要求

1.掌握眼球壁各层的名称、位置、分部及主要形态结构。

2.掌握前庭蜗器的组成和分部;掌握鼓膜的位置、形态与分部。

3.熟悉 3 块听小骨的名称及其连结。

4.掌握内耳迷路的组成、分部及主要形态结构。

5.熟悉房水、晶状体、玻璃体的位置和形态结构;眼底的形态结构。

6.熟悉结膜的位置与分部;眼睑、泪器、眼球外肌和眼血管的位置和形态。

7.熟悉耳廓的外形、中耳的位置;鼓室 6 个壁及毗邻。

8.熟悉咽鼓管位置与功能;小儿咽鼓管形态特点。

9.了解房水循环途径;声波的空气传导途径。

二、实验材料

	正　常
大　体	1.人眼、牛眼标本(已解剖的和未解剖的) 2.示眼睑、泪器、眼肌、眼的血管标本 3.示外耳与中耳及鼓室标本 4.内耳特制标本 5.示眼球壁各层结构标本 6.眼球可分离模型 7.可分解的眼眶结构模型 8.耳模型(显示外、中、内耳整体模型) 9.显示鼓室放大的颞骨模型 10.游离的听小骨(锤骨、砧骨、镫骨)、颞骨与鼓室模型

三、实验内容

(一)视器

视器由眼球和眼副器(眼睑、结膜、泪器、眼球外肌等)组成。

1.眼球

位于眼眶内,近似球形,前后径略小于横径。眼球由眼球壁及其内容物组成。使用水平切或冠状切牛眼和模型,并对照活体观察以下结构。

(1)眼球壁　由外向内可分为 3 层。

1)眼球纤维膜:可分为角膜和巩膜两部分。

角膜为眼球纤维膜的前 1/6,无色透明,呈圆形,向前突出;巩膜占眼球纤维膜的后 5/6,呈乳白色。活体上看到的"白眼珠"就是巩膜的一部分。巩膜厚而坚韧,后部有视神经穿出。

2)眼球血管膜:又称中膜,色素膜;在眼球纤维膜内面,此膜由于含有大量色素细胞,在标本上颜色较深。从前向后可分为虹膜、睫状体和脉络膜三部分。

虹膜为眼球血管膜的最前部,中国人呈棕色,中央有一圆形的瞳孔。在活体上通过角膜可见。虹膜与角膜周缘形成的夹角,称虹膜角膜角(前房角)。

睫状体是眼球血管膜环形增厚的部分,在虹膜的后方。位于巩膜与角膜移形处的内面,前接虹膜根部,后续于脉络膜。在通过眼轴的切面上,睫状体的断面呈三角形,其后部 2/3 较平坦,整体上称睫状环,前 1/3 较肥厚,内表面有 70～80 个向内突出的皱襞,叫睫状突。

脉络膜占眼球血管膜的后 2/3,前接睫状体,后方有视神经穿过,外与巩膜疏松结合,内面紧贴视网膜色素层。

3)视网膜:为眼球壁最内层的薄膜,可分两层,易于剥脱下来的为神经层,紧密贴在血管膜内面者为色素上皮层。在视网膜后部的视神经起始处,有一圆盘状的结构,称视神经盘。在视神经盘的颞侧约 3.5mm 稍下方有一黄色的斑点,称黄斑,其中央凹陷。

(2)眼球内容物　包括房水、晶状体和玻璃体。它们与角膜一起构成眼的屈光装置。主要观察:

1)房水:是充满眼房的澄清的液体。

2)晶状体:位于虹膜和玻璃体之间,紧靠虹膜后方、玻璃体前方,外形像一个双凸透镜,后面较前面凸隆,无色透明,具有弹性。解剖牛眼时可见。

3)玻璃体:充满于晶状体、睫状小带与视网膜之间,为无色透明的胶状物质。解剖牛眼时可见。

【思考题】　青光眼与房水的产生和循环的关系。

(3)眼副器　包括眼睑、结膜、泪器和眼球外肌等结构,在标本或活体上观察。

1)眼睑:俗称眼皮,分上睑和下睑,两睑之间的裂隙称睑裂。睑裂内、外侧两端,分别称为内眦和外眦。翻转上、下睑,透过结膜,可见致密坚硬,呈半月形的结构,称睑板。

在标本上观察,眼睑的结构由浅至深可分为皮肤、皮下组织、肌层、睑板和睑结膜五层。

2)结膜:翻转眼睑观察,结膜为睑内面与眼球前部的薄而透明的黏膜,依其所处部位可分为睑结膜、球结膜和结膜穹隆三部分。

3)泪器:由泪腺和泪道组成。泪腺在标本上观察,泪腺位于眶前部上外方;泪道由泪点、泪小管、泪囊和鼻泪管组成。

泪点在活体上观察,在上、下睑缘内侧端各有一个小突起,其顶端的小孔,称泪点。

泪小管在标本上难以观察。

泪囊在标本上观察,为膜性囊,位于泪囊窝内,其上部为盲端,下部移行为鼻泪管。

在颅骨标本上观察骨性鼻泪管。

4)眼球外肌:位于眶内,分别运动眼球和眼睑。在标本上观察运动眼球的 4 条直肌和 2 条斜肌。在模型上观察上述 6 条肌的位置与走向。

【思考题】　眼球外肌的功能。

2.眼的血管和神经

结合标本和模型观察,眼动脉起自颈内动脉,与视神经伴行入眶,在眶部发出分支营养眼球外肌、泪腺及眼球,最重要的分支为视网膜中央动脉。眼静脉收集眼球及眼副器静脉血,注入海绵窦。

【思考题】 正常眼底能看到哪些主要结构,有何临床意义?

(二)前庭蜗器

前庭蜗器包括外耳、中耳、内耳三部分。

1.外耳

包括耳廓、外耳道和鼓膜三部分。

(1)耳廓　在人体上对照教材及插图互相观察。

(2)外耳道　结合模型观察,外耳道是外耳门至鼓膜之间长约 2.5cm 的弯曲管道。

(3)鼓膜　在模型和标本上观察,可见鼓膜位置倾斜,与水平面成角 45°。鼓膜可分为上 1/4 的松弛部和下 3/4 的紧张部。松弛部活体呈红色。紧张部活体呈灰白色,其前下方有一三角形反光区,称光锥。鼓膜凸面对向鼓室,与锤骨柄紧密附着;凹面对向外耳道,凹面中心为鼓膜脐。

【思考题】 鼓膜的形态结构及功能。

2.中耳

包括鼓室、咽鼓管、乳突小房三部分。在模型及锯开的颞骨标本上对照观察或示教,注意它们的解剖位置。

(1)鼓室　是颞骨岩部内的一个形状不规则的含气腔隙。室壁覆有黏膜,此黏膜与咽鼓管及乳突小房内的黏膜相续。

1)鼓室的 6 个壁:主要示教外、内侧壁。

外侧壁:又称鼓膜壁,以鼓膜与外耳道相隔。

内侧壁:又称迷路壁,即内耳外侧壁,此壁凹凸不平,中部有圆形隆起,称岬;岬的后上方有卵圆形孔,称前庭窗,被镫骨底封闭;岬的后下方有圆形小孔,称蜗窗,在活体上有膜封闭,称为第二鼓膜。

上壁邻近鼓室盖,称盖壁;下壁邻近颈内静脉,称颈静脉壁;前壁邻近颈内动脉,称颈动脉壁;后壁经乳突窦通乳突小房,称乳突壁。

2)鼓室内容物:主要为听小骨。3 块听小骨分别称锤骨、砧骨和镫骨,在游离标本上观察 3 块骨的形态大小,在模型上观察 3 块听小骨的连结。

【思考题】 鼓室的位置、分部,鼓室各壁的名称及毗邻结构。

(2)咽鼓管　对照模型观察,咽鼓管为沟通中耳鼓室和鼻咽部的管道。

【思考题】 为什么咽部感染可能蔓延至中耳?

(3)乳突小房　为颞骨乳突内的许多含气小腔,在锯开的颞骨标本上观察,可见这些小腔互相交通,向前经乳突窦与鼓室相通。

3.内耳

内耳埋藏在颞骨岩部骨质内,由骨迷路和膜迷路构成。

(1)骨迷路　在模型和显示内耳的标本上观察,可见骨迷路是颞骨岩部骨质中曲折的隧道。按形态、部位可分骨半规管、前庭和耳蜗三部分。

1)骨半规管:为 3 个半环形的小管,分别称前骨半规管、后骨半规管和外骨半规管。3 个半规管互相垂直排列在 3 个平面上。3 个骨半规管以 5 个脚与前庭相通。

2)前庭:为骨迷路中部较大的椭圆形结构,外侧壁有前庭窗和蜗窗。

3)耳蜗:形如蜗牛壳,由一骨性蜗螺旋管环绕蜗轴旋转两圈半构成,蜗壳的尖端称蜗顶,朝向前外方,基底部称蜗底,有蜗神经穿出。

(2)膜迷路　是套在骨迷路内的膜性管和囊,可分为椭圆囊、球囊、膜半规管和蜗管。观察位置、分部及连通关系。

1)膜半规管:其形态与骨半规管相似,位于同名的骨半规管内,5 个口开口于椭圆囊后壁。在各骨壶腹内有相应呈球形膨大的膜壶腹,其内有隆起,称壶腹嵴,它们是位觉感受器,感受旋转变速运动位置觉。

2)椭圆囊、球囊:位于骨迷路前庭内,椭圆囊位于迷路前庭部后上部,它的后壁上有五个口与膜半规管相通,它的前壁借椭圆球囊管连接球囊和内淋巴管。球囊较椭圆囊小,位于椭圆囊前下方,向下借联合管与蜗管相连。椭圆囊和球囊内有椭圆囊斑、球囊斑,也是位觉感受器,感受直线变速运动和静止的位置觉。

3)蜗管:位于蜗螺旋管内,其前庭端借连合管与球囊相连通,顶端终于蜗顶,为盲端。蜗管在水平断面上呈三角形,有上、下和外侧 3 个壁,其中下壁上有螺旋器,又称 Corti 器,是听觉感受器。

【思考题】

1.耳蜗的形态结构。

2.内耳有哪些感受器,分别接受哪些刺激?

3.声波的空气传导途径。

(马丽娟)

实验报告

实验内容:感觉器

实验日期_____年_____月_____日

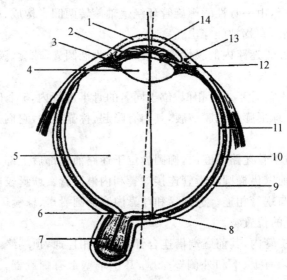

图 2-7-1 眼球水平切面

1._____ 8._____

2._____ 9._____

3._____ 10._____

4._____ 11._____

5._____ 12._____

6._____ 13._____

7._____ 14._____

成　绩:_____　　教　师:_____

实验八　人体胚胎的早期形成

一、实验目的与要求

1. 了解卵裂的过程,掌握胚泡的结构特点。
2. 了解蜕膜的分部及各部的位置。
3. 了解胚盘的结构,三胚层的形成及早期分化所形成的主要结构。
4. 了解胎膜的位置,掌握胎盘、脐带及胎膜的结构和相互关系。
5. 了解常见的先天性畸形。

二、实验材料

	正　　常
大　体	1. 卵裂、桑椹胚、胚泡、胚盘、第 2～4 周人胚、第 5～7 周人胚、神经管、体节、妊娠子宫的剖面、泌尿生殖系发生、心发生模型及图片 2. 脐带和胎盘的标本,不同时期的胚胎标本和一些常见的先天性畸形胚胎标本 3. 相关幻灯片及视频

三、实验内容

(一)示教

放映有关胚胎学内容的幻灯片及视频,并进行讲解。

(二)模型或标本观察

1. 卵裂与胚泡形成

(1)卵裂球　在模型上观察卵裂球形态、大小及细胞数量的变化,以及桑椹胚的形成。

(2)胚泡　在模型上观察胚泡的滋养层、胚泡腔、内细胞群的位置,以及它们之间的位置关系。

(3)蜕膜　在妊娠子宫剖面的模型上观察子宫蜕膜与胚胎的关系。即基蜕膜是位于胚胎与子宫肌层之间的部分;包蜕膜是包被于胚胎表面的部分;壁蜕膜是包蜕膜与基蜕膜以外的子宫内膜。

2. 三胚层的形成与分化

(1)内、外胚层及中胚层的形成　胚泡的内细胞群增殖分化,逐渐形成两层细胞,面向极端滋养层的一层为外胚层,朝向胚泡腔的一层为内胚层,内、外胚层的细胞紧贴在一起称胚盘。在第 2 周胚胎的模型上观察羊膜腔、卵黄囊、内外胚层、胚盘和绒毛膜等结构。羊膜腔是靠近极端滋养层与外胚层胚盘之间的小腔;而卵黄囊是内胚层腹侧部的小囊。观察到胚外中胚层和胚外体腔及绒毛膜,胚外中胚层可分两部分,一部分衬在滋养层的内表面,另一部分覆盖在羊膜和卵黄囊的外面,两者之间为胚外体腔,两者相连处为体蒂;绒毛膜是由滋养层和胚外中胚层形成的,其外面的树状突起为绒毛。

【思考题】

1. 胚外中胚层和胚外体腔的形成。

2. 合体滋养层细胞和细胞滋养层细胞的形态特点分别是什么?

(2)中胚层的形成　在胚盘的模型上观察原条。原条所在的一端是胚体的尾端。原条的中部凹陷,两侧稍隆起。原条的头端隆起称原结。原条在内、外胚层之间形成的细胞层即中胚层。在内、外胚层之间,自原条沿正中线向前延伸的索状结构是脊索。

(3)三胚层的早期分化　在第3周的胚胎模型上观察由外胚层早期分化形成的神经沟、神经褶,两者都位于胚体的背侧;在已形成神经管的模型上观察神经管;在第4周末的胚胎模型上观察由内胚层分化形成的原肠;在第4周末的胚胎横切模型上观察间介中胚层、侧中胚层和胚外体腔。

【思考题】　三胚层的分化和早期形成。

3. 胎膜的观察

(1)羊膜　羊膜位于胚外中胚层的内面,包于脐带的表面,羊膜围成的腔是羊膜腔。

(2)卵黄囊　其顶部被包入胚体,其余部分被包入脐带。

(3)绒毛膜　观察绒毛膜上的绒毛,辨别丛密绒毛膜与平滑绒毛膜。

(4)脐带　是连于胎儿与胎盘之间的一条圆索状结构,其内含有1对脐动脉、1条脐静脉和卵黄囊等结构。在观察脐带的横切面模型上或标本上辨别脐动脉和脐静脉;观察标本或模型时注意脐带的粗细和长度。

4. 胎盘的观察

在观察胎盘的模型或标本时要注意其形态、直径和厚度,辨别其母体面和胎儿面。母体面粗糙,有15~20个胎盘小叶,而胎儿面光滑。

【思考题】　胎盘和胎盘屏障的结构。

5. 常见的先天性畸形标本

无脑儿、脊柱裂、联体畸胎等。

(三)观察图示

观察各系统常见的发育畸形图示。

(孙凤侠)

第三章

综合性实验

实验九 脉管系统

一、实验目的与要求

1.掌握心的形态、位置、体表投影及各心腔结构;掌握心壁的微细结构。

2.熟悉心包的分布和心包腔的构成。

3.掌握风湿病的基本病变,风湿性心脏病的病变特点。

4.熟悉感染性心内膜炎的病变特点及后果。

5.了解心肌炎、心肌病的概念、病变及其后果。

6.熟悉大动脉管壁的微细结构;熟悉中动脉和中静脉管壁的微细结构。

7.了解肺动脉、肺静脉的行程和流注关系。

8.掌握主动脉的行程、分布及各部的主要分支和分布。

9.掌握动脉粥样硬化的基本病变,冠心病的病变特点及后果。

10.掌握原发性高血压的各期病变特点,心、脑、肾等重要器官的病变及临床后果。

11.掌握上、下腔静脉的合成、位置及主要属支的名称及收集范围。

12.掌握肝门静脉的组成、主要属支及收集范围,辨认肝门静脉与上、下腔静脉系的吻合。

13.掌握胸导管和右淋巴导管的行程、注入部位和收集范围。

14.了解全身主要淋巴结群的名称、位置及其流注关系;掌握淋巴结的微细结构。

15.掌握脾的位置、形态;熟悉脾、胸腺的微细结构。

二、实验材料

	正　常	病　理
大　体	1.胸腔解剖标本,胸腔纵隔标本(十字形切开心包) 2.完整的离体心标本和心模型,切开心房和心室的离体心标本和模型,示心传导系的牛心(羊心)标本或模型 3.头颈、上肢、躯干后壁、盆部和下肢、腹腔脏器的动、静脉标本、肝门静脉标本或模型 4.胸导管及右淋巴导管标本或模型 5.全身浅淋巴结及胸、腹、盆腔淋巴结标本或模型 6.脾及小儿胸腺标本	1.风湿性心内膜炎模型及标本 2.纤维蛋白性心外膜炎标本 3.亚急性细菌性心内膜炎标本 4.主动脉粥样硬化标本 5.高血压性心脏病标本 6.高血压病脑出血标本 7.高血压固缩肾标本
组　织	1.心室壁切片 2.大动脉切片 3.中动、静脉切片 4.淋巴结切片 5.脾切片 6.胸腺切片	1.风湿性心肌炎切片 2.动脉粥样硬化切片

三、实验内容

(一)心

1.正常大体

(1)心的位置　取胸腔解剖标本,胸腔纵隔标本(十字形切开心包)进行观察。心位于胸腔内,纵隔的前下部,约 1/3 位于身体正中线右侧,2/3 位于正中线左侧。前方大部分被肺和胸膜遮盖,少部分与胸骨体下部和第 4~6 肋软骨相对;后方平对第 5~8 胸椎;两侧与胸膜腔和肺相邻;上连出入心的大血管;下方邻膈。

(2)心的外形　取离体心标本和心模型进行观察。心大小似拳头,呈圆锥形。心尖朝向左前下方,其体表投影位置在左侧第 5 肋间隙、左锁骨中线内侧 1~2cm 处。心底朝向右后上方,连接出入心脏的大血管。心脏表面有三条浅沟:冠状沟是心房和心室表面分界的标志,前室间沟和后室间沟是左、右心室表面分界的标志。

【思考题】　心的表面形态。

(3)心的体表投影　心在胸前壁的体表投影常用下列 4 点的连线表示:

左上点:在左侧第 2 肋软骨下缘,距胸骨左缘 1~2cm;右上点:在右侧第 3 肋软骨上缘,距胸骨右缘约 1cm;左下点:在左侧第 5 肋间隙,左锁骨中线内侧 1~2cm(距正中线 7~9cm);右下点:在右侧第 6 胸肋关节处。用弧线连接上述四点,即为心在胸前壁的投影位置。

(4)心腔的形态　取切开心房和心室的离体心标本和模型进行观察。

1)右心房:以界沟(界嵴)为界分为前部的固有心房和后部的腔静脉窦。有 3 个入口:上腔静脉口、下腔静脉口和冠状窦口;1 个出口:右房室口。右心房的后内侧壁为房间隔,其下部有一浅凹为卵圆窝。固有心房内面平行排列的肌束为梳状肌。

2)右心室:入口即右房室口,其周缘有 3 片近似三角形的瓣膜称三尖瓣,借腱索连至乳头肌。瓣膜、腱索、乳头肌在功能上成一整体,称为三尖瓣复合体。出口即肺动脉口,其周缘附有 3 个袋状的半月形瓣膜,称肺动脉瓣。

3)左心房:有 4 个入口:左、右肺上下静脉口;出口即左房室口。

4)左心室:入口即左房室口,口的周缘有两片近似三角形的瓣膜,称二尖瓣。二尖瓣的形状、结构及作用与三尖瓣类似。左房室口的前内侧有主动脉口,通主动脉。主动脉口周缘附有主动脉瓣。主动脉瓣的形状、结构及作用与肺动脉瓣基本一致。

【思考题】

1.二尖瓣复合体和三尖瓣复合体的组成及其功能。

2.各心腔的出口和入口。

(5)心的传导系统　借助牛心或羊心标本进行观察。窦房结是心的正常起搏点,位于上腔静脉与右心房交界处的心外膜深面。房室结位于右房室口与冠状窦之间的心内膜深面。房室束进入室间隔分成左、右束支,分别沿室间隔左、右两侧面的心内膜深面下行,最后以浦肯野纤维分布于一般心肌纤维。

【思考题】　心传导系的组成和功能。

(6)心的血管　在主动脉根部附近寻找左、右冠状动脉的起始,并追踪观察其行程、分支和分布。右冠状动脉沿冠状沟向右行,至心的下面转入后室间沟,主要分支为后室间支和左室后支等,主要分布于右心房、右心室、室间隔后 1/3 部、部分左心室后壁。左冠状动脉在左心耳与肺动脉干之间左行,主要分支为沿前室间沟下行的前室间支和沿冠状沟向左行至心下面的旋支,主要分布于左心房、左心室、室间隔前 2/3 部、右心室前面。心壁的静脉主要汇入冠状沟后部的冠状窦,其主要属支为心大静脉、心中静脉和心小静脉。

【思考题】　左右冠状动脉的起始、行程、主要分支和分布。

(7)心包　心包是包在心和出入心的大血管根部的囊状结构,外层为纤维心包,内层为浆膜心包。浆膜心包脏壁两层之间的潜在性腔隙为心包腔。

【思考题】　心包和心包腔的概念。

2.病理大体

(1)风湿病

1)病理变化:①病变常累及心脏、血管、关节和皮下结缔组织;②浆膜病变以浆液纤维素渗出为主;③可累及心脏三层结构,心外膜常为浆液纤维素性炎;心肌以风湿小体病变为主;心内膜以二尖瓣受累最常见,急性时形成疣状赘生物,位于二尖瓣心房面及主动脉瓣心室面的闭锁缘上,呈单行串珠状排列,灰白半透明,附着牢固,不易脱落。慢性时赘生物逐渐机化,形成灰白色瘢痕,导致瓣膜口狭窄或关闭不全,引起慢性心瓣膜病。

2)观察:

①风湿性心内膜炎模型及标本

观察要点:二尖瓣闭锁缘上可见淡黄色、单行排列的疣状赘生物。

②纤维蛋白性心外膜炎标本

观察要点:心脏增大,心包脏层与壁层被覆大量纤维蛋白从而增厚、粗糙。

(2)亚急性细菌性心内膜炎

1)病理变化:病变瓣膜上形成赘生物。瓣膜增厚、变形,其表面的赘生物大小不一,单个或多个,形状不规则,呈息肉状、菜花状,色灰黄污秽,干燥质脆,易于脱落成为栓子引起栓塞。

2)观察:亚急性细菌性心内膜炎标本

观察要点:主动脉瓣增厚缩短,整个瓣膜缘及部分瓣膜均有粟米至绿豆大、淡褐色不规则赘生物附着。其中靠瓣膜左侧的赘生物直径约3cm,部分边缘色黑。左心室扩张肥大,心室壁厚1.7cm,乳头肌增粗,右心亦扩大。

3.正常组织

(1)心(心室壁切片,HE染色)

肉眼观察:组织呈红色带状,其凹凸不平的一面为心腔面,心外膜侧浅染,常见脂肪组织。

低倍观察:区分心内膜、心肌膜、心外膜,心肌膜最厚,心外膜次之。

高倍观察:

1)心内膜

内皮:较薄,为单层扁平上皮。

内皮下层:由薄层结缔组织组成,有少许平滑肌纤维。

心内膜下层:着色较浅,主要为疏松结缔组织,有血管、神经和束细胞等分布。在该层还可见到不同切面的浦肯野纤维,它较一般心肌纤维粗而短,染色较浅,形状不规则。

2)心肌膜(详见心肌组织)。

3)心外膜:为浆膜,其表层为间皮,间皮下有少量的结缔组织及脂肪细胞。

【思考题】 心内膜下层的束细胞与心肌纤维在结构上有何异同?

4.病理组织

(1)风湿病

1)病理变化:病变过程分为三期:①变质渗出期:结缔组织的基质发生黏液样变性和胶原纤维发生纤维蛋白样坏死;②增生期:病变特征为风湿小体的形成,风湿小体多位于心肌间质小血管旁、心内膜下和皮下结缔组织,风湿小体略呈梭形,中心为纤维蛋白样坏死物质,周围出现成堆的风湿细胞,外周为少量的成纤维细胞、淋巴细胞和单核细胞,风湿细胞胞体肥大,圆形或多边形,胞质丰富,略嗜碱性,一个或多个核,核大,核膜清楚,染色质凝集于核中央,横切呈枭眼状,纵切呈毛虫状;③瘢痕期:风湿小体中的纤维蛋白样坏死物质逐渐被吸收,细胞成分逐渐减少,成纤维细胞变成纤维细胞,并产生胶原纤维,进而发生玻璃样变性而成为梭形瘢痕。

2)观察:风湿性心肌炎切片。

观察要点:在心肌间质或间质血管旁,可找到风湿小体,观察风湿小体的组成成分及风湿细胞的形态特点。

(2)亚急性细菌性心内膜炎

1)病理变化:赘生物由血小板、纤维蛋白、坏死组织、炎细胞和菌团构成。赘生物与瓣膜附着处可见肉芽组织和炎细胞浸润。

2)观察:镜下辨别赘生物的组成成分。

（二）肺循环的血管

1.正常大体

肺动脉干起于右心室，经主动脉前方向左上后方斜行，在主动脉弓下方分为左、右肺动脉，经肺门入肺，随支气管的分支而分支，在肺泡壁的周围形成毛细血管网。肺静脉的属支起于肺内毛细血管，逐级汇成较大的静脉，最后，左右肺各汇成两条肺静脉，注入左心房。在肺动脉干分叉处稍左侧与主动脉弓下缘之间有动脉韧带。

（三）体循环的动脉

1.正常大体

（1）主动脉 升主动脉、主动脉弓及其直接分支（头臂干、左颈总动脉、左锁骨下动脉）、降主动脉。

【思考题】 主动脉弓的起止、行程和分支。

（2）头颈部动脉 左、右颈总动脉、颈内动脉、颈外动脉及其分支（甲状腺上动脉、面动脉、颞浅动脉、上颌动脉）。

（3）锁骨下动脉和上肢动脉 锁骨下动脉及其分支（椎动脉、胸廓内动脉、甲状颈干）、腋动脉、肱动脉、桡动脉、尺动脉、掌浅弓和掌深弓。注意测血压和测脉搏的部位。

（4）胸部动脉 肋间后动脉的走行部位、分支和分布。

（5）腹部动脉

1）不成对的脏支

①腹腔干：观察其分支胃左动脉、肝总动脉、脾动脉的行程和分支的分布。

②肠系膜上动脉：观察其行程和分支的分布。

③肠系膜下动脉：观察其行程和分支的分布。

总结主要脏器的动脉供应及各主要动脉的行程。

2）成对的脏支：肾动脉、肾上腺中动脉和睾丸动脉。

【思考题】

1.腹腔干、肠系膜上动脉和肠系膜下动脉的分支和分布。

2.甲状腺、胃、十二指肠、直肠和肾上腺的动脉供应及其来源。

（6）盆部动脉 髂总动脉、髂内动脉及其分支（直肠下动脉、子宫动脉、阴部内动脉）。注意子宫动脉的行程和分布及其与输尿管的位置关系。

（7）下肢动脉 髂外动脉及其分支（腹壁下动脉）、股动脉、腘动脉、胫前动脉及其分支（足背动脉）、胫后动脉及其分支（足底内侧动脉、足底外侧动脉）。观察股动脉与髂外动脉的移行关系及其与股神经和股静脉的位置关系。

在活体上确定颈总动脉、颞浅动脉、面动脉、锁骨下动脉、肱动脉、桡动脉、指掌侧固有动脉、股动脉、足背动脉等触及搏动点和压迫止血点。

2.病理大体

（1）动脉粥样硬化

1）病理变化：动脉粥样硬化主要累及全身的大中型动脉。①脂纹脂斑：是早期病变，可见平坦或略隆起于内膜表面宽1～2mm,长短不一的黄色条纹或斑点。②纤维斑块:为突出于内膜表面的灰黄色或瓷白色斑块。③粥样斑块:在切面上斑块表面是一层纤维帽,深层为粥样黄色物质。

2)观察:主动脉粥样硬化标本。

观察要点:主动脉一段,其内膜表面可见许多大小不等,呈不规则圆形,突起的斑块。有的斑块颜色灰白,表面光滑似蜡;有的色稍黄;有的表面破溃形成溃疡。另可见动脉一端局部管壁向外膨出呈瘤状,即动脉瘤。

(2)良性高血压

1)病理变化:病变主要累及全身细小动脉。病变发展过程可分三期:①机能障碍期:血管和内脏器官无器质性病变。②血管病变期:细小动脉管壁厚,管腔狭窄。③内脏病变期:左心室代偿期向心性肥大,失代偿期离心性肥大;肾脏呈原发性颗粒性固缩肾,肾脏体积缩小,质地变硬,表面呈细颗粒状,切面皮髓质界限不清;脑出现水肿、软化灶和出血病灶;视网膜中央动脉硬化,乳头水肿,视网膜有渗出和出血。

2)观察:

①高血压性心脏病标本

病史摘要:张某,54岁,男性,几年前发现高血压,近三年来血压持续升高,达160/120mmHg。

观察要点:心脏体积增大,左心室壁明显增厚,心腔不扩大(向心性肥大),乳头肌和肉柱增粗,瓣膜无明显改变。

②高血压病脑出血标本

观察要点:病变位置、大小、累及范围。

③高血压固缩肾标本

观察要点:肾脏体积缩小,重量减轻,皮质变薄,皮髓质分界不清,表面成凹凸不平的细颗粒感。

3.正常组织

(1)大动脉(大动脉切片,HE染色)

肉眼观察:切片呈红色管状或条索状,管壁厚。

低倍观察:由管腔面向外,依次分内膜、中膜和外膜。

1)内膜:内皮下层较厚,由于内弹性膜与中膜的弹性膜相连,故内膜与中膜分界不清。

2)中膜:最厚,有数十层亮红色的波纹状弹性膜组成,膜间有环行平滑肌纤维和少量纤维。

3)外膜:为结缔组织,无明显的外弹性膜。

高倍观察:中膜可见40～70层平行排列、呈亮粉红色波纹状的弹性膜,其间有少量的平滑肌纤维、胶原纤维和弹性纤维,无成纤维细胞。

(2)中动脉和中静脉(中动脉和中静脉切片,HE染色)

肉眼观察:标本中壁厚、腔圆而小的为中动脉;壁薄、腔大而不规则的是中静脉。

低倍观察:中动脉由管腔面向外,依次分内膜、中膜和外膜。中膜最厚,外膜次之。

1)内膜:可见一层亮红色波纹状结构(内弹性膜),与中膜分界清楚。

2)中膜:有数十层环行平滑肌纤维。

3)外膜:为结缔组织,有营养血管及神经束切面;与中膜交界处有明显的外弹性膜。

高倍观察:

1)内膜:很薄。内皮细胞的轮廓不清晰,但细胞核很明显;内皮外为内皮下层,有少量结缔组织;内弹性膜是内膜与中膜的分界线,因管壁收缩而呈亮红色波浪状结构。

2)中膜:最厚,主要由 $10\sim40$ 层环行的平滑肌纤维构成,细胞核呈杆状或椭圆形,有的因肌纤维收缩呈扭曲状;其间有亮红色的弯曲的弹性纤维,也有粉红色的胶原纤维,无成纤维细胞。

3)外膜:较中膜稍薄,主要由结缔组织构成,含有小血管和小神经,外膜在接近中膜处有较发达的弹性纤维,呈长短不一的亮红色小片状或线状结构,为外弹性膜。

在低倍镜和高倍镜下观察中静脉,与中动脉相比,内膜薄,内弹性膜不明显;中膜薄,平滑肌纤维层数少;外膜较中膜厚,无外弹性膜。

【思考题】

1.光镜下中动脉有哪些特点?内中外三层膜如何分界?

2.中动脉和大动脉的中膜成分有何不同?

4.病理组织

(1)动脉粥样硬化

1)病理变化:①脂纹脂斑:病灶处形成大量泡沫细胞。②纤维斑块:斑块表层为厚薄不一的纤维帽,由大量胶原纤维、SMC 和细胞外基质组成。纤维帽下方可见多少不等的 SMC、巨噬细胞和泡沫细胞以及细胞外基质和脂质。③粥样斑块:纤维帽的胶原纤维呈玻璃样变性,深层为大量无定形坏死物质,其内富含细胞外脂质,可见胆固醇结晶和钙盐。斑块底部和边缘出现肉芽组织,外周见少量淋巴细胞浸润和泡沫细胞。

2)观察:主动脉粥样硬化切片。

观察要点:切片组织为一条带状,可见表面有丘状隆起,镜下观察隆起处,可见主动脉内膜因大量纤维组织(继发玻璃样变)增生而高度增厚,在内膜深层的淡红色坏死物质内可见针状或竹叶状空隙(此乃胆固醇结晶溶解后留下之空隙)。

(四)体循环的静脉

1.正常大体

(1)上腔静脉系 注意上腔静脉在纵隔内的位置,检查它的合成、行程和注入部位。

1)头颈部的静脉:观察颈内静脉的行程及锁骨下静脉、头臂静脉和静脉角,在面部辨认面静脉,并寻找它的注入部位。观察颈外静脉的收集范围和注入部位。

2)上肢的静脉:观察上肢的浅静脉(头静脉、贵要静脉、肘正中静脉)的起始、行程和注入部位。

3)胸部的静脉:观察奇静脉、半奇静脉和副半奇静脉的行程、注入部位和收集范围。

【思考题】 经左贵要静脉注射抗生素治疗阑尾炎的途径。

(2)下腔静脉系 观察下腔静脉合成、行程和注入部位。

1)腹部的静脉:下腔静脉的直接属支:肾静脉、睾丸静脉、肝静脉。在肝十二指肠韧带内,胆总管和肝固有动脉的后方寻找肝门静脉,观察它的注入部位和主要属支(肠系膜上静脉、肠系膜下静脉、胃左静脉、胃右静脉、附脐静脉、胆囊静脉、脾静脉),辨认食管静脉丛、直肠静脉丛和脐周静脉网,并由此追踪观察肝门静脉的侧支循环途径。

2)盆部的静脉:髂总静脉、髂内静脉、髂外静脉的位置。

3)下肢的静脉:注意股静脉与髂外静脉的移行部位。下肢浅静脉的两大主干(大隐静脉、小隐静脉)的起始、行程和注入部位。

指出临床工作中采血输液时常用的上下肢浅静脉。

【思考题】 用解剖学知识解释门静脉高压病人出现的呕血、便血、腹水、脾肿大和脐周静脉曲张等症状。

(五)淋巴系统

1.正常大体

(1)胸导管及右淋巴导管　辨认胸导管及右淋巴导管的起始、走行与周围结构的毗邻关系,寻找胸导管起始处膨大的乳糜池。

【思考题】 胸导管的起始、行程、引流的淋巴干和收纳淋巴范围。

(2)全身重要的淋巴结群　颈外侧浅、深淋巴结,下颌下淋巴结,腋淋巴结,腹股沟浅、深淋巴结,腰淋巴结,腹腔淋巴结,肠系膜上、下淋巴结等。

【思考题】

1.哪些器官的肿瘤可引起腹腔淋巴结转移?

2.脂肪入血的途径。

(3)淋巴器官　脾、小儿胸腺的位置和形态。

2.正常组织

(1)示教　胸腺(胸腺切片,HE染色)

肉眼观察:标本表面有薄层被膜,呈粉红色。内部是许多大小不等的紫色小块即小叶。每个小叶周围染色深的为皮质,中心染色淡的为髓质。小叶之间染成淡红色处是小叶间隔。

低倍观察:

1)被膜:由薄层结缔组织构成,被膜伸入腺实质内形成小叶间隔,将实质分成许多不完全分隔的胸腺小叶。

2)胸腺小叶:皮质呈强嗜碱性染深蓝色,位于小叶周边;髓质嗜碱性较弱,位于小叶深部,各小叶的髓质相互连续,其中可见嗜酸性染红色的胸腺小体。

高倍观察:

1)皮质:由密集的胸腺细胞和少量胸腺上皮细胞组成。胸腺细胞体积小、圆,核染色深,胞质少,嗜碱性染蓝色。胸腺上皮细胞散在分布,形状不规则;核卵圆形,较大,染色浅,核仁明显;胞质较多,呈弱嗜酸性染粉红色。

2)髓质:与皮质相比,胸腺上皮细胞增多,淋巴细胞较少。染红色的胸腺小体散在,大小不等,圆形或形状不规则,由胸腺上皮细胞大致呈同心圆排列而成,内可见少量淋巴细胞;胸腺小体外周的细胞,为扁平形,胞核明显,呈新月状,胞质嗜酸性染色;近胸腺小体中心的上皮细胞退化,核消失,结构不清楚,胞质嗜酸性强。

【思考题】 胸腺的髓质有何特殊结构？

(2)淋巴结(淋巴结切片,HE 染色)

肉眼观察:标本为卵圆形的实质性器官,表面有薄层红色被膜,被膜下染成深紫蓝色的部分是皮质;中央部染色较浅的是髓质。

低倍观察:淋巴结表层染成淡红色的薄膜,是结缔组织构成的被膜。被膜深入实质内形成的长短不等的淡红色条状结构是小梁。在淋巴结凸侧可见数条输入淋巴管;在淋巴结凹侧有较多结缔组织,其中可见血管、神经和输出淋巴管,此处为淋巴结门。

1)皮质:

①淋巴小结:浅皮质内由淋巴组织聚集成的圆形结构即淋巴小结。淋巴小结中央染色较浅的区域为生发中心;生发中心周围有一层密集的小淋巴细胞,染色深,以顶部最厚,称小结帽;淋巴小结中心染色浅,为生发中心的明区,其深面靠近髓质的部分染色深,为生发中心的暗区。

②副皮质区(胸腺依赖区):为弥散分布于皮质深层的淋巴组织。

③皮质淋巴窦:位于淋巴小结与被膜之间或淋巴小结与小梁之间,呈空网状,染色浅淡,窦腔内细胞稀疏。

2)髓质:

①髓索:髓质内由淋巴组织聚集成的条索状结构即髓索,呈紫红色,粗细不一,形状不规则,相互连接成网。

②髓窦:髓索之间或髓索与小梁之间的染色浅淡区是髓质淋巴窦,宽阔而迂曲,相互连接成网。

高倍观察:

1)皮质:

①淋巴小结:生发中心内的明区近被膜侧,染色浅,主要是中等大小的较幼稚的淋巴细胞、网状细胞和巨噬细胞;暗区近髓质侧,染色深,主要是大而幼稚的淋巴细胞;生发中心顶部的小结帽呈新月形,染色深,为大量密集的小淋巴细胞。

②副皮质区(胸腺依赖区):可见大量小、圆、嗜碱性的淋巴细胞;网状细胞稀疏,核为不规则的卵圆形,胞质淡粉红色;巨噬细胞的核较网状细胞小而色深,胞质嗜酸性强。

③皮质淋巴窦:窦内有散在的淋巴细胞、网状细胞和巨噬细胞。

2)髓质:

①髓索:以小淋巴细胞为主,可见浆细胞、巨噬细胞和小血管等。

②髓窦:窦壁可见扁平的内皮细胞;窦内有星形内皮细胞,形态似网状细胞,突起明显;巨噬细胞胞体较大呈圆形或卵圆形,核较小,胞质嗜酸性,常以突起附着于内皮细胞;淋巴细胞散在。

【绘图】 在低倍镜下绘淋巴结图,注明被膜、小梁、淋巴小结、生发中心、副皮质区、髓索、皮质淋巴窦及髓质淋巴窦等。

(3)脾(脾切片,HE 染色)

肉眼观察:标本为实质性器官,一侧表面粉红色的为被膜;脾实质大部分呈红紫色,为红髓,散在分布的紫蓝色小团或索状结构是白髓。

低倍观察：

1)被膜和小梁：被膜的结缔组织较厚，富含弹性纤维和平滑肌纤维，表面覆有单层扁平上皮即间皮。被膜的结缔组织伸入实质形成小梁，呈粉红色的条状或块状，内含小梁动、静脉。

2)白髓：染成深蓝色，主要由密集的淋巴组织构成，沿中央动脉分布，由动脉周围淋巴鞘和脾小体组成。

①动脉周围淋巴鞘：为中央动脉周围的弥散淋巴组织。由于动脉走行方向不一，可见动脉周围淋巴鞘的纵、横、斜切面。

②脾小体：是脾脏内的淋巴小结，常位于动脉周围淋巴鞘的一侧，小结帽朝向红髓，小结内有中央动脉分支。

③边缘区：是白髓周边向红髓移行的狭窄区域，与红髓脾索无明显界限，淋巴组织较白髓稀疏，有中央动脉分支而来的毛细血管开口，是血液中的淋巴细胞进入淋巴组织的重要通道。

3)红髓：位于白髓之间及白髓与小梁之间，含大量红细胞，染色较红。由脾血窦和脾索构成，两者相间分布。

①脾血窦：为不规则形腔隙，大小不等，有的空虚，有的含大量血细胞。

②脾索：为不规则的条索，互连成网，网孔即脾血窦。

高倍观察：

1)脾血窦：位于相邻脾索之间，相互连接成网。窦壁的长杆状内皮细胞多被横切，核圆突向窦腔，细胞间可见小的间隙。窦腔内有大量红细胞。

2)脾索：条索状，互连成网，由富含血细胞的淋巴组织构成。红细胞与有核细胞(淋巴细胞、网状细胞、巨噬细胞和浆细胞等)聚集，呈红蓝色点状相间，以此与脾血窦和白髓相区别。

【思考题】

1.淋巴结和脾的淋巴小结存在部位有何不同？

2.淋巴窦与脾血窦、髓索与脾索在结构和功能上有何异同？

(王　征　刘丹丹)

实验报告

实验内容：脉管系统

实验日期_____年_____月_____日

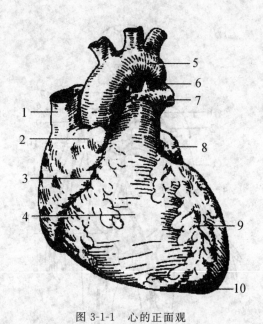

图 3-1-1 心的正面观

1. _____ 6. _____

2. _____ 7. _____

3. _____ 8. _____

4. _____ 9. _____

5. _____ 10. _____

成 绩：_____   教 师：_____

实验报告

实验内容：脉管系统

实验日期＿＿＿＿＿＿年＿＿＿＿＿＿月＿＿＿＿＿＿日

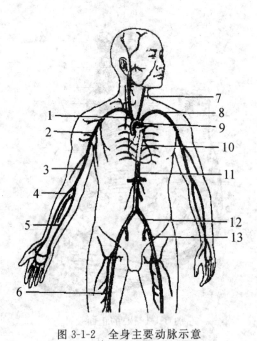

图 3-1-2　全身主要动脉示意

1.＿＿＿＿＿＿＿＿＿＿＿＿＿＿　　8.＿＿＿＿＿＿＿＿＿＿＿＿＿＿

2.＿＿＿＿＿＿＿＿＿＿＿＿＿＿　　9.＿＿＿＿＿＿＿＿＿＿＿＿＿＿

3.＿＿＿＿＿＿＿＿＿＿＿＿＿＿　　10.＿＿＿＿＿＿＿＿＿＿＿＿＿

4.＿＿＿＿＿＿＿＿＿＿＿＿＿＿　　11.＿＿＿＿＿＿＿＿＿＿＿＿＿

5.＿＿＿＿＿＿＿＿＿＿＿＿＿＿　　12.＿＿＿＿＿＿＿＿＿＿＿＿＿

6.＿＿＿＿＿＿＿＿＿＿＿＿＿＿　　13.＿＿＿＿＿＿＿＿＿＿＿＿＿

7.＿＿＿＿＿＿＿＿＿＿＿＿＿＿

成　绩：＿＿＿＿＿＿＿＿＿　　教　师：＿＿＿＿＿＿＿＿＿

实验报告

实验内容：脉管系统

实验日期＿＿＿＿＿年＿＿＿＿＿月＿＿＿＿＿日

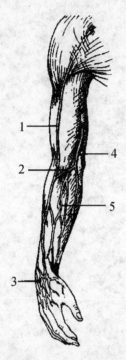

图 3-1-3　上肢浅静脉

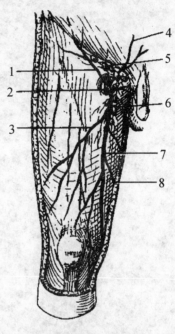

图 3-1-4　下肢血管

1.＿＿＿＿＿＿＿＿＿＿＿＿

2.＿＿＿＿＿＿＿＿＿＿＿＿

3.＿＿＿＿＿＿＿＿＿＿＿＿

4.＿＿＿＿＿＿＿＿＿＿＿＿

5.＿＿＿＿＿＿＿＿＿＿＿＿

1.＿＿＿＿＿＿＿＿＿＿＿＿

2.＿＿＿＿＿＿＿＿＿＿＿＿

3.＿＿＿＿＿＿＿＿＿＿＿＿

4.＿＿＿＿＿＿＿＿＿＿＿＿

5.＿＿＿＿＿＿＿＿＿＿＿＿

6.＿＿＿＿＿＿＿＿＿＿＿＿

7.＿＿＿＿＿＿＿＿＿＿＿＿

8.＿＿＿＿＿＿＿＿＿＿＿＿

成　绩：＿＿＿＿＿＿＿　教　师：＿＿＿＿＿＿＿

实验报告

实验内容：脉管系统

实验日期_____年_____月_____日

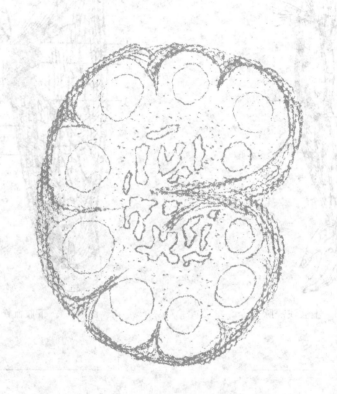

绘图：淋巴结

材料：_____   染色：_____   放大：_____   成绩：_____   教师：_____

实验报告

实验内容:脉管系统

实验日期_____年_____月_____日

病理大体

心(9)

器　　官:_____

病变要点:主动脉内膜变化

病变描述:_____

_____。

病理诊断:_____

心(10)

器　　官:_____

病变描述:_____

_____。

病理诊断:_____

心(11)

器　　官:_____

观察要点:肾脏体积、质地及表面病变特点。

病变描述:_____

_____。

病理诊断:_____

病理组织

切片:17♯

组　　织:_____

观察要点:

1.风湿小体的位置:_____

2.仔细观察风湿小体的组成:_____

_____。

3.风湿细胞的形态特点:_____

_____。

【绘图】

病理诊断：_____（放大倍数：_____）

【思考题】 心肌间质的上述病灶时隔 2～3 个月后,形态上会发生哪些变化?

切片:18#

组 织:_____

观察要点:

1.首先认清主动脉的内膜面。

2.观察主动脉内膜的病变特点:是何种斑块? _____,依据是什么:_____
_____。

3.观察中膜有无改变,是何种改变:_____。

【绘图】

病理诊断：_____（放大倍数：_____）

【思考题】 主动脉粥样硬化有哪些继发改变？危害最大的是什么？

实验十　呼吸系统

一、实验目的与要求

1. 掌握呼吸系统的组成及上、下呼吸道的划分。

2. 熟悉鼻旁窦的组成及开口部位以及上颌窦的结构特点。

3. 掌握喉的位置,喉腔的形态结构和分部。

4. 比较左、右主支气管的位置、形态及气管组织结构特点。

5. 掌握慢性支气管炎的病变特点及临床病理联系,熟悉支气管扩张症的病变特点。

6. 掌握肺的位置、形态、分叶、体表投影及肺组织结构。

7. 掌握肺气肿、慢性肺源性心脏病的病变特点及临床病理联系。

8. 掌握大叶性肺炎、小叶性肺炎、间质性肺炎的病变特点。

9. 熟悉肺癌、硅沉着病的病变特点。

10. 掌握结核病的病变特点及其转归。

11. 掌握胸膜的分布、胸膜腔的构成及肋膈隐窝的位置。

12. 了解纵隔的境界、分部和主要内容。

二、实验材料

		正　常	病　理
大　体		1. 呼吸系统概观标本,人体半身模型,切除胸前壁的半身标本和模型 2. 头颈部正中矢状切面模型或标本、鼻旁窦模型或标本,切除鼻甲、显露鼻道的标本,喉模型或标本,喉软骨模型或标本 3. 气管及主支气管模型或标本,支气管树的铸型标本,肺小叶模型,左、右肺模型或标本,肺的透明模型 4. 胸腔解剖模型或标本,纵隔模型或标本	1. 支气管扩张症标本 2. 阻塞性肺气肿标本 3. 慢性肺源性心脏病标本 4. 大叶性肺炎各期标本 5. 小叶性肺炎标本 6. 小叶融合性肺炎标本 7. 间质性肺炎标本 8. 硅肺标本 9. 肺癌标本 10. 肺结核标本
组　织		1. 气管横切片 2. 肺切片	1. 大叶性肺炎切片 2. 小叶性肺炎切片 3. 矽肺切片

三、实验内容

(一)鼻

正常大体

在活体上观察和确认鼻根、鼻背、鼻尖、鼻翼和鼻孔。在头颈部正中矢状切面模型或标本区分鼻前庭和固有鼻腔,辨认嗅区及呼吸区范围。确认上、中、下鼻甲;上、中、下鼻道;鼻泪管开口。在鼻旁窦模型或标本上,辨认额窦、上颌窦、蝶窦和筛窦的位置及其开口部位。观察各窦与鼻腔的位置关系。

(1)外鼻 位于面部中央,呈三棱锥形,以骨与软骨为支架,外覆皮肤。外鼻上端位于两眼之间,狭窄的部分称鼻根,中部称鼻背,下端称鼻尖,其两侧呈弧状扩大称鼻翼,左、右鼻翼下方各围成一个鼻孔。

(2)鼻腔 以骨和软骨为基础,内面覆以黏膜和皮肤。鼻腔被鼻中隔分为左、右两腔。每侧鼻腔被鼻阈分为鼻前庭和固有鼻腔。鼻前庭位于鼻腔前下部,由鼻翼围成,内衬以皮肤,生有鼻毛,借以滤过、净化空气。固有鼻腔的外侧壁自上而下有上鼻甲、中鼻甲和下鼻甲。三个鼻甲的下方依次是上鼻道、中鼻道和下鼻道。

(3)鼻旁窦 共四对,即上颌窦、额窦、筛窦和蝶窦,分别位于同名的颅骨内。上颌窦、额窦、筛窦前中群开口于中鼻道;筛窦后群开口于上鼻道;蝶窦开口于蝶筛隐窝。

【思考题】 鼻旁窦的名称、位置、开口和功能。

(二)喉

正常大体

在活体上观察喉的位置及吞咽时喉的运动,触摸喉结、环状软骨。在离体的喉标本和喉软骨标本上,识别甲状软骨、环状软骨、会厌软骨、杓状软骨的形态及其连接。在喉模型或标本上观察喉口的位置,注意会厌与喉口的位置关系;辨认喉腔中部侧壁的两对矢状位黏膜皱襞。比较前庭裂与声门裂的大小。观察喉腔三部分即喉前庭、喉中间腔(包括喉室)和声门下腔。

(1)喉软骨 构成喉的支架,包括单块的甲状软骨、环状软骨、会厌软骨和成对的杓状软骨。

1)甲状软骨:是喉软骨中最大的一块,位于舌骨下方,由两块甲状软骨板的前缘借前角合成,前角上端向前突出,在成年男子尤为明显,称喉结。

2)环状软骨:位于甲状软骨下方,是喉软骨中唯一完整的软骨环。环状软骨弓平对第6颈椎。

3)会厌软骨:形似树叶,上宽下窄,上端游离,下端借韧带连于甲状软骨前角内面,会厌软骨外覆黏膜构成会厌。

4)杓状软骨:成对,坐落于环状软骨板上缘,形似三棱锥形,可分尖、底和二突。由底向前伸出的突起称声带突,有声韧带附着。

(2)喉腔 上经喉口通喉咽,下通气管。

1)喉口:为喉腔的入口,朝向后上方。

2)前庭襞及声襞:喉腔侧壁上有两对前后方向走行的黏膜皱襞,上方一对称前庭襞,活体呈粉红色,左右前庭裂之间的裂隙,称前庭裂。下方一对称声襞,活体颜色较白,比前庭襞更为突向喉腔,左右声襞及杓状软骨声带突之间的裂隙,称声门裂,是喉腔最狭窄的部分。

3)喉腔的分部

①喉前庭:从喉口至前庭裂之间的部分。

②喉中间腔:前庭裂和声门裂之间的部分,其向两侧延伸的菱窝,称喉室。

③声门下腔:声门裂至环状软骨下缘之间的部分。

(三)气管与主支气管

1. 正常大体

取气管与主支气管模型或标本、观察气管软骨的形态,观察气管后壁的结构。比较左、右主支气管形态特点和差异,理解气管异物易掉入右主支气管的原因。在人体半身模型上,观察气管颈部及其毗邻关系。

(1)气管　位于食管前方,上接环状软骨,经颈部正中下行入胸腔,在胸骨角分为左、右主支气管,分叉处为气管杈。

(2)主支气管　是气管分出的一级支气管,即左、右主支气管。左主支气管细而长,约4~5cm,与气管中线的延长线形成35°~36°的角,走行较倾斜,经左肺门入左肺。右主支气管粗而短,长约2~3cm,与气管延长线的夹角为22°~25°,走行较陡直,经右肺门入右肺。

【思考题】　异物易落入右主支气管的形态学基础是什么?

2. 病理大体

支气管扩张症

(1)病理变化　①病变的支气管可呈囊状或筒状扩张,病变可局限于一个肺段或肺叶,也可累及双肺,以左肺下叶最多见。②扩张的支气管、细支气管可呈节段性扩张,也可连续延伸至胸膜下,扩张的支气管数目多少不等,多者肺切面可呈蜂窝状。③扩张的支气管腔内可见黏液脓性渗出物或血性渗出物,若继发腐败菌感染可带恶臭,支气管黏膜可因萎缩而变平滑,或因增生肥厚而呈颗粒状。

(2)观察　支气管扩张症标本。

观察要点:肺脏切面可见部分支气管管腔呈圆柱状、梭形或囊状扩张,一直延伸到胸膜,扩张的支气管腔内可见黄绿色的脓性渗出物,黏膜水肿、溃疡形成,管壁明显纤维化、增厚,部分扩张支气管周围的肺组织发生肺气肿。

3. 正常组织

气管(气管横切面,HE染色)

肉眼观察:从内向外分为黏膜、黏膜下层和外膜。标本呈环形,在管壁中部可见浅蓝色的呈"C"形的透明软骨。

低倍观察:由管壁的管腔面向外依次是黏膜层、黏膜下层和具有软骨的外膜。

高倍观察:

1)黏膜:分上皮和固有层。上皮为假复层纤维柱状上皮,染成淡紫红色,其内夹杂有大量空泡状的杯状细胞。上皮的外周为固有层,染成粉红色。固有层由富含弹性纤维的结缔组织组成,内含血管、神经、弥漫的淋巴组织和浆细胞。

2)黏膜下层:位于黏膜外周,与固有层无明显界限。由疏松结缔组织组成,其特点是胶原纤维粗且排列,内含较多的小血管、淋巴管和气管腺(混合腺)。在气管下段,黏膜层与黏膜下层间尚有平滑肌束。

3)外膜:由淡蓝色的"C"形的透明软骨环及其外周的结缔组织组成,软骨环的缺口向后,被横行平滑肌和结缔组织构成的膜壁封闭。

（四）肺

1. 正常大体

在切除胸前壁的半身标本或模型上，观察肺的质地、颜色、形态及位置。注意左、右肺外形的差异；辨认出入肺门的主支气管及血管等重要结构。观察两肺的裂隙，辨认各肺叶。注意肺尖与锁骨、肺底与膈的位置关系。在支气管树的铸型标本上观察支气管的各级分支。

（1）肺的位置与形态　　肺位于胸腔内，位于隔上方、纵隔的两侧。肺表面覆有脏胸膜，光滑湿润。肺质软而轻，呈海绵状，富有弹性。婴幼儿的肺呈淡红色，随着年龄的增长，肺的颜色逐渐变为暗红色或深红色。

（2）肺与各脏器的位置关系　　肺形状圆锥形，肺尖呈钝圆形，经胸廓上口突至颈根部，高出锁骨内侧 1/3 上方 2～3cm。肺底凹向上，贴于膈上面，故又称膈面；肋面隆凸，邻接肋和肋间隙；内侧面毗邻纵隔，亦称纵隔面，其中部凹陷，称肺门，是主支气管、肺动脉、肺静脉、淋巴管和神经等出入之处。这些结构被结缔组织包绕，构成肺根。肺的前缘薄锐，左肺前缘下部有左肺心切迹；肺的后缘圆钝；肺的下缘亦较薄锐。

（3）左、右肺外形的差异及裂隙　　左肺狭长，右肺宽短。左肺由从后上斜向前下的斜裂，将左肺分为上、下两叶。右肺除了斜裂外，还有一条近于水平方向的水平裂，两裂将右肺分为上、中、下三叶。

（4）肺内支气管　　左、右主支气管进入肺门，分为叶支气管。叶支气管在各肺叶内再分为段支气管，并在肺内反复分支，呈树枝状，称支气管树。每一肺段支气管及其所属的肺组织，称支气管肺段。

【思考题】　肺根内的结构。

2. 病理大体

（1）慢性阻塞性肺气肿

1）病理变化：气肿肺明显膨胀，边缘变钝，表面可见肋骨压痕，肺组织柔软而缺乏弹性，色灰白，切面肺组织呈蜂窝状，触之捻发音增强。

2）观察：慢性阻塞性肺气肿标本。

观察要点：肺脏体积明显增大，色灰白，边缘钝圆，质地软，弹性减弱，指压后留痕；切面呈海绵状或蜂窝状，肺膜下可见大小不等的囊腔。

（2）慢性肺源性心脏病

1）病理变化：①肺部病变：肺内除原有肺部疾病如慢性支气管炎、肺气肿、肺结核、尘肺等病变外，其主要病变是肺小动脉的改变。②心脏病变：心脏体积增大，重量增加，右心室肥厚，心腔扩张，心尖钝圆，主要由右心室构成。肺动脉圆锥显著膨隆，肥厚的右心室内乳头肌、肉柱增粗，室上嵴增厚。通常以肺动脉瓣下 2cm 处右心室肌壁厚≥5mm（正常约为 3～4mm）为肺心病的病理诊断标准。

2）观察：慢性肺源性心脏病标本。

观察要点：心脏体积增大，重量增加，心尖钝圆；右心室扩张，心室壁明显增厚，乳头肌增粗。肺动脉圆锥显著膨隆。

（3）大叶性肺炎（灰色肝样变期）

1）病理变化：见于发病后的第 5～6 天。肉眼观，肺叶肿胀，质实如肝，切面干燥粗糙，由于此期肺泡壁毛细血管受压而充血消退，肺泡腔内的红细胞大部分溶解消失，而纤维素渗出显著增多，故实变区呈灰白色。

2）观察：大叶性肺炎（灰色肝样变期）标本。

观察要点：病变肺叶肿大，重量增加，颜色呈灰白色，干燥，质实如肝。切面呈细颗粒状，胸膜表面有少许纤维素渗出物。

（4）小叶性肺炎

1）病理变化：典型病例双肺出现散在分布的多发性实变病灶，病灶大小不等，一般直径在 1cm 左右（相当于肺小叶范围），尤以两肺下叶及背侧较多。病灶形状不规则，色暗红或灰黄色，质实，多数病灶中央可见受累的细支气管，挤压可见淡黄色脓性渗出物溢出。严重者，病灶互相融合成片，甚至累及全叶，形成融合性小叶性肺炎。

2）观察：小叶性肺炎标本。

观察要点：肺表面及切面均可见许多散在分布的实变病灶，呈灰黄色或灰红色，直径多在 0.5～1cm，以下叶及背侧部为多，病灶中心可见呈化脓性炎的细小支气管，病灶之间肺泡扩张。切面挤压时有脓性渗出物自支气管或细支气管腔流出。

（5）硅肺

1）病理变化：主要为硅结节的形成和弥漫性肺纤维化。硅结节是矽肺的特征性变化。硅结节境界清楚，直径 2～5mm，呈圆形或椭圆形，灰白色，质硬，触之有砂粒感。硅结节的形成过程大致可以分为三个阶段：细胞性结节是由吞噬硅尘的巨噬细胞局灶性聚集而成，巨噬细胞间有网状纤维，这是早期的硅结节；纤维性结节由纤维母细胞、纤维细胞、胶原纤维组成；玻璃样结节，玻璃样变由结节的中央开始，逐渐向周围发展，往往在发生玻璃样变的结节周围又有新纤维组织包绕。

2）观察：硅肺（三期）标本。

观察要点：肺组织明显纤维化，弹性差，两肺布满灰白色粟粒大小的矽结节，矽结节坚硬，触之有砂粒样感，边界清楚，因其周围常有炭末沉积，而呈黑色，结节可互相融合，大如绿豆或黄豆，或形成团块状，胸膜广泛增厚。

（6）肺癌

1）病理变化：①中央型（肺门型）：癌块位于肺门部，右肺多于左肺，主要发生在主支气管壁或叶支气管壁。早期，支气管局部管壁弥漫性增厚，进一步发展，癌瘤沿支气管纵深浸润发展，除浸润管壁外还累及周围肺组织，并经淋巴道蔓延至支气管肺门淋巴结，在肺门处融合成巨大癌块，与肺组织界限不清，癌块周围可有卫星灶。②周围型：起源于肺段或远端的支气管，与周围组织界限较清晰，预后较好，发生于肺门淋巴结转移较中央型为迟。③弥漫型：比较少见，癌组织沿肺泡管、肺泡弥漫浸润生长，呈肺炎样外观，癌组织呈大小不等的结节散布于多个肺叶中，此时需与肺转移癌和肺炎进行鉴别。

2）观察

①肺癌（周围型）标本

观察要点：主要发生在小、细支气管，近胸膜，呈孤立肿块，表面凹陷，直径多在 2～8cm。

灰白色,边界尚清,癌组织区域有坏死。

②肺癌(中央型)标本

观察要点:癌块位于肺门部,在肺门处融合成巨大癌块,与肺组织界限不清,癌块周围可有卫星灶。

(7)原发性肺结核

1)病理变化:最初在通气较好的上叶下部或下叶上部近胸膜处形成 1～1.5cm 大小的灰白色炎性实变灶(Ghon 灶),绝大多数病例病灶中央有干酪样坏死。结核杆菌游离或被巨噬细胞吞噬。结核杆菌很快侵入淋巴管,循淋巴液引流到局部肺门淋巴结,引起结核性淋巴管炎和淋巴结炎,表现为淋巴结肿大和干酪样坏死。肺的原发病灶、结核性淋巴管炎和肺门淋巴结结核称为原发综合征。X 线观察两肺呈哑铃状阴影。

2)观察

①原发性肺结核标本

观察要点:其病变特点为原发综合征,即肺原发病灶、结核性淋巴管炎和肺门淋巴结结核。

②肺粟粒性结核病标本

观察要点:全身粟粒性结核的一部分,也可以单独局限在两侧肺。多见于成年人,病程较长。肉眼观,两肺充血,重量增加,切面暗红,密布灰白或灰黄色粟粒大小的结节,微隆起于表面。

(8)继发性肺结核

1)病理变化:慢性纤维空洞性肺结核病变有以下特点:肺内有一个或多个厚壁空洞。多位于肺上叶,大小不一,不规则。壁厚可达 1cm 以上。结核球是直径 2～5cm,有纤维包裹的孤立的境界分明的干酪样坏死灶。多为单个,也可多个,常位于肺上叶。X 片上有时很难与周围型肺癌相鉴别。

2)观察

①慢性纤维空洞性肺结核病标本

观察要点:可见一个或多个厚壁空洞,大小不一、形状不规则,空洞内壁有干酪样坏死物,外层为较厚的纤维结缔组织。

②肺结核球标本

观察要点:多位于肺上叶,肺内可见一个孤立的、有纤维包裹的、境界清楚的球形干酪样坏死病灶,直径多为 2～5cm,X 片上有时很难与周围型肺癌相鉴别。

3.正常组织

(1)示教　尘细胞(肺切片,HE 染色)

高倍观察:在肺泡隔或肺泡腔内可见核圆、体积较大而不规则的尘细胞,其胞质内含有许多黑色的灰尘颗粒。

(2)肺　(肺切片,HE 染色)

肉眼观察:组织疏松,其内有较大的腔隙为血管和支气管的断面。

低倍观察:视野中大小不等外形不规则和染色浅淡的泡状结构为肺泡的断面。肺泡之间的薄层结缔组织为肺泡隔。肺泡之间还可见到大小不等的支气管和肺血管分支的断面。

高倍观察:

1)细支气管:管壁无软骨,终末细支气管的上皮为单层柱状上皮,一般有纤毛,外周有环形平滑肌,注意与血管的横断面区别。

2)呼吸性细支气管:管壁不完整,连有少数肺泡。上皮为单层立方上皮,外周有少量平滑肌和结缔组织。

3)肺泡管:呈不规则的弯曲状,连有许多肺泡,相邻肺泡开口处之间的粉红色结节状膨大,即为肺泡管的管壁上残留的平滑肌和结缔组织。

4)肺泡:壁极薄,上皮的边缘不清晰。不易一一辨认。

5)肺泡隔:位于肺泡之间,其内可见许多毛细血管的断面和外形大而不规则的巨噬细胞,细胞质内含有黑色颗粒者为尘细胞,尘细胞也可见于肺泡内。

【思考题】　光镜下如何区分小支气管、细支气管、终末细支气管和呼吸性支气管?

【绘图】　在低倍镜下选择结构较典型的肺呼吸部,在高倍镜下绘图,注明呼吸性细支气管、肺泡管、肺泡囊和肺泡。

4.病理组织

(1)小叶性肺炎

1)病理变化:受累的细支气管壁充血水肿,中性粒细胞浸润,黏膜上皮细胞坏死脱落,管腔内充满大量中性粒细胞、浆液、脓细胞、脱落崩解的黏膜上皮细胞。支气管周围受累的肺泡壁毛细血管扩张充血,肺泡腔内见中性粒细胞、脓细胞、脱落的肺泡上皮细胞,尚可见少量红细胞和纤维素。病灶周围肺组织呈不同程度的代偿性肺气肿和肺不张。肺组织内各病灶可呈炎症的不同发展阶段,病变不一致,早期主要表现为炎性充血水肿、浆液性渗出;有些病灶表现为细支气管炎及细支气管周围炎;有些则呈化脓性病变,支气管及肺泡壁遭破坏。

2)观察:小叶性肺炎切片。

观察要点:细支气管管腔及其周围的肺泡腔内充满脓性分泌物,有较多的中性粒细胞、一些红细胞和脱落的肺泡上皮细胞,纤维素一般较少。病灶周围肺组织充血,可有浆液渗出。由于病变发展阶段的不同,各病灶的病变表现和严重程度也不一致。有些病灶完全化脓,有些则仅可见到浆液渗出,有的还停留在细支气管及其周围炎阶段。

(2)大叶性肺炎(灰色肝样变期)

1)病理变化:肺泡腔渗出物以纤维素为主,纤维素网中见大量中性粒细胞,红细胞较少。肺泡壁毛细血管受压而呈贫血状态。渗出物中肺炎链球菌多已被消灭,故不易检出。

2)观察:大叶性肺炎(灰色肝样变期)切片

观察要点:低倍镜下见病变呈弥漫分布;高倍镜下见肺泡壁毛细血管充血情况和肺泡腔内渗出物,如渗出物主要为纤维素和大量的中性粒细胞,肺泡壁毛细血管受压,处于贫血状态。

(3)硅肺

1)病理变化:典型的硅结节是由呈同心圆状或漩涡状排列的、已发生玻璃样变的胶原纤维构成,结节中央往往可见内膜增厚的血管。肺门淋巴结内也有硅结节形成和弥漫性纤维化及钙化,淋巴结因而肿大、变硬。此外,胸膜也可发生广泛的纤维组织增生。

2)观察:硅肺切片

观察要点:低倍镜见肺组织结构破坏,可见弥漫性的纤维组织增生及矽结节的形成。高倍镜见矽结节主要由大量玻璃样变的胶原纤维组成,胶原纤维呈同心圆状或旋涡状排列,结节内偶尔见到内膜增厚的血管,结节周围可见到纤维母细胞、单核细胞及淋巴细胞。

(五)胸膜与纵隔

在胸腔解剖模型或标本上,观察脏胸膜、壁胸膜的配布,壁胸膜的分部,注意观察肋胸膜与膈胸膜转折形成的肋膈隐窝,并观察肋膈隐窝的位置和形态。在纵隔模型或标本上,观察纵隔的境界、分部及主要内容。

正常大体

(1)胸膜 是一层薄而光滑的浆膜,可分为脏胸膜和壁胸膜两部分。

1)脏胸膜:紧贴肺表面,与肺紧密结合而不能分离,并伸入肺叶间裂内。

2)壁胸膜:因衬覆部位不同可分为四部分:①胸膜顶:覆盖于肺尖上方,突出胸膜上方,伸向颈根部,高出锁骨内侧 1/3 上方 2~3cm;②肋胸膜贴附于肋骨肋间隙内面;③纵隔胸膜衬覆于纵隔的两侧,其中部包绕肺根移行于脏胸膜,并在肺根下方前后两层重叠,连于纵隔与肺内侧面之间的下部,称肺韧带,是肺手术的标志;④膈胸膜覆盖于膈的上面,与膈紧密相贴。

3)肋膈隐窝:存在于肋胸膜和膈胸膜相互转折处,是胸膜腔的最低部分,胸膜腔积液常积聚于此。

【思考题】 肋膈隐窝的概念和临床意义。

(2)纵隔 是左、右侧纵隔胸膜之间所有器官、结构和结缔组织的总称,以胸骨角平面为界将纵隔分为上纵隔与下纵隔,下纵隔再以心为界,分为前纵隔、中纵隔和后纵隔。

1)上纵隔:主要有胸腺、头臂静脉、上腔静脉、膈神经、迷走神经、喉返神经、主动脉及其 3 条大分支、食管、气管、胸导管和淋巴结等。

2)前纵隔:位于胸骨与心包之间,内有胸腺下部、部分纵隔前淋巴结及疏松结缔组织等。

3)中纵隔:位于心包前、后界之间,内有心包、心和大血管、膈神经、奇静脉末端、心包膈血管及淋巴管等。

4)后纵隔:位于心包与脊柱之间,内有主支气管、食管、胸主动脉、胸导管、奇静脉、半奇静脉、迷走神经、胸交感干和淋巴管等。

(徐麟皓 王索安)

实验报告

实验内容:呼吸系统

实验日期＿＿＿＿年＿＿＿＿月＿＿＿＿日

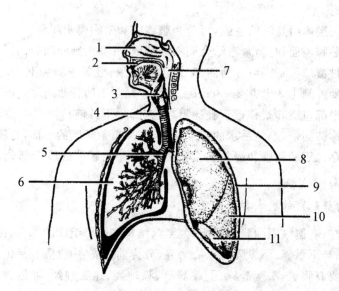

图 3-2-1 呼吸系统概观

1.＿＿＿＿＿＿＿＿＿＿＿＿＿   7.＿＿＿＿＿＿＿＿＿＿＿＿＿

2.＿＿＿＿＿＿＿＿＿＿＿＿＿   8.＿＿＿＿＿＿＿＿＿＿＿＿＿

3.＿＿＿＿＿＿＿＿＿＿＿＿＿   9.＿＿＿＿＿＿＿＿＿＿＿＿＿

4.＿＿＿＿＿＿＿＿＿＿＿＿＿   10.＿＿＿＿＿＿＿＿＿＿＿＿

5.＿＿＿＿＿＿＿＿＿＿＿＿＿   11.＿＿＿＿＿＿＿＿＿＿＿＿

6.＿＿＿＿＿＿＿＿＿＿＿＿＿

成 绩:＿＿＿＿＿＿＿＿ 教 师:＿＿＿＿＿＿＿＿＿

实验报告

实验内容:呼吸系统

实验日期_____年_____月_____日

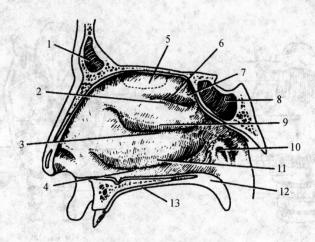

图 3-2-2 鼻腔外侧壁内面

1._____ 8._____

2._____ 9._____

3._____ 10._____

4._____ 11._____

5._____ 12._____

6._____ 13._____

7._____

成 绩:_____ 教 师:_____

实验报告

实验内容:呼吸系统

实验日期＿＿＿＿＿年＿＿＿＿＿月＿＿＿＿＿日

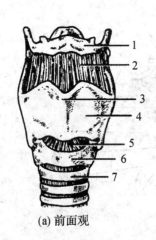

(a) 前面观

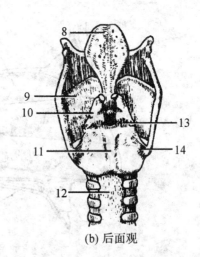

(b) 后面观

图 3-2-3　喉软骨

1.＿＿＿＿＿＿＿＿＿＿＿＿＿　　　8.＿＿＿＿＿＿＿＿＿＿＿＿＿

2.＿＿＿＿＿＿＿＿＿＿＿＿＿　　　9.＿＿＿＿＿＿＿＿＿＿＿＿＿

3.＿＿＿＿＿＿＿＿＿＿＿＿＿　　　10.＿＿＿＿＿＿＿＿＿＿＿＿

4.＿＿＿＿＿＿＿＿＿＿＿＿＿　　　11.＿＿＿＿＿＿＿＿＿＿＿＿

5.＿＿＿＿＿＿＿＿＿＿＿＿＿　　　12.＿＿＿＿＿＿＿＿＿＿＿＿

6.＿＿＿＿＿＿＿＿＿＿＿＿＿　　　13.＿＿＿＿＿＿＿＿＿＿＿＿

7.＿＿＿＿＿＿＿＿＿＿＿＿＿　　　14.＿＿＿＿＿＿＿＿＿＿＿＿

成　绩:＿＿＿＿＿＿＿＿＿　　教　师:＿＿＿＿＿＿＿＿＿

实验报告

实验内容:呼吸系统

实验日期_____年_____月_____日

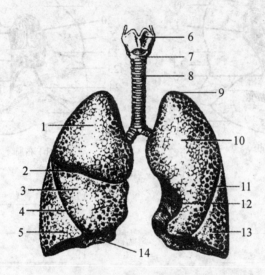

图 3-2-4 喉、气管和肺

1._____   8._____

2._____   9._____

3._____   10._____

4._____   11._____

5._____   12._____

6._____   13._____

7._____   14._____

成　绩:_____ 教　师:_____

实验报告

实验内容:呼吸系统

实验日期_____年_____月_____日

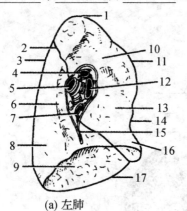

(a) 左肺

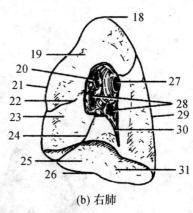

(b) 右肺

图 3-2-5　肺纵隔面

1. _____   17. _____

2. _____   18. _____

3. _____   19. _____

4. _____   20. _____

5. _____   21. _____

6. _____   22. _____

7. _____   23. _____

8. _____   24. _____

9. _____   25. _____

10. _____   26. _____

11. _____   27. _____

12. _____   28. _____

13. _____   29. _____

14. _____   30. _____

15. _____   31. _____

16. _____

成　绩:_____　　教　师:_____

实验报告

实验内容:呼吸系统

实验日期_____年_____月_____日

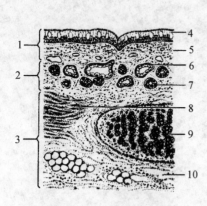

图 3-2-6 气管横断面   图 3-2-7 肺组织结构

1._____	1._____
2._____	2._____
3._____	3._____
4._____	4._____
5._____	5._____
6._____	6._____
7._____	7._____
8._____	8._____
9._____	9._____
10._____	10._____
	11._____

成 绩:_____   教 师:_____

实验报告

实验内容：呼吸系统

实验日期_____年_____月_____日

绘图：肺呼吸部

材料：_____   染色：_____   放大：_____   成绩：_____   教师：_____

实验报告

实验内容:呼吸系统

实验日期_____年_____月_____日

病理大体

呼 2(C)

器　　官:_____

病变特点:_____

_____。

病理诊断:_____

呼 6(C)

器　　官:_____

病变特点:_____

_____。

病理诊断:_____

病理组织

切片:19♯

组　　织:_____

观察要点:

1.病变呈弥漫性分布,肺泡腔内充满大量渗出的_____与_____,部分肺泡内渗出的纤维蛋白丝清晰可见,肺泡间隔毛细血管充血_____(明显/不明显。)

2.该病变属于大叶性肺炎_____期。

【绘图】

病理诊断:_____（放大倍数:_____）

切片:20#

组　　织:_____

观察要点:

1.病灶内细支气管的变化:支气管上皮_____,

气管壁_____。

2.气管邻近的肺泡变化:_____。

【绘图】

病理诊断:_____（放大倍数:_____）

切片:21#

组　　织:肺

观察要点:

1.找到肺组织中的矽结节,观察结节的病变特点。

2.观察肺间质纤维组织大量增生。血管壁改变。

【绘图】

病理诊断：＿＿＿＿＿＿＿＿＿＿＿＿＿＿＿＿　　（放大倍数：＿＿＿＿＿＿＿＿）

切片:41♯
组　　　织：＿＿＿＿＿＿
观察要点：
1.结核结节的构成：＿＿＿＿＿＿＿＿＿＿＿＿＿＿＿＿＿＿＿＿＿＿＿＿＿＿＿＿
＿＿＿＿＿＿＿＿＿＿＿＿＿＿＿＿＿＿＿＿＿＿＿＿＿＿＿＿＿＿＿＿＿＿＿＿＿。
2.朗格汉斯巨细胞形态特征：＿＿＿＿＿＿＿＿＿＿＿＿＿＿＿＿＿＿＿＿＿＿＿＿
＿＿＿＿＿＿＿＿＿＿＿＿＿＿＿＿＿＿＿＿＿＿＿＿＿＿＿＿＿＿＿＿＿＿＿＿＿。
3.上皮样细胞的形态特征：＿＿＿＿＿＿＿＿＿＿＿＿＿＿＿＿＿＿＿＿＿＿＿＿＿
＿＿＿＿＿＿＿＿＿＿＿＿＿＿＿＿＿＿＿＿＿＿＿＿＿＿＿＿＿＿＿＿＿＿＿＿＿。

【绘图】

病理诊断：＿＿＿＿＿＿＿＿＿＿＿＿＿＿＿＿　　（放大倍数：＿＿＿＿＿＿＿＿）

实验十一　消化系统

一、实验目的与要求

1. 熟悉消化管壁的一般组织结构。

2. 熟悉口腔的构造和分部,大唾液腺的位置及导管开口部位,牙的结构,舌的形态、舌乳头和舌肌。

3. 熟悉咽的位置和分部,咽峡的组成,腭扁桃体的位置,咽淋巴环的组成。

4. 掌握食管三处生理性狭窄的位置及距中切牙的距离,食管的微细结构,食管癌的病变特点。

5. 掌握胃的位置、形态、分部及微细结构,胃溃疡、胃癌的病变特点。

6. 掌握小肠和大肠的位置、形态、分部及微细结构,阑尾的位置及其根部体表投影,直肠的位置、弯曲,肛管的结构,阑尾炎的病变特点。

7. 熟悉胰的位置、形态及微细结构。

8. 掌握肝的形态、位置、体表投影及微细结构,病毒性肝炎、肝硬化、肝癌的病变特点。

9. 掌握输胆管道的组成及开口位置;熟悉胆囊的形态位置、分部及胆囊底的体表投影位置,胆囊炎、胆石症的病变特点。

10. 掌握小网膜、大网膜、网膜囊的位置及组成;熟悉男女盆腔腹膜陷凹的位置。

二、实验材料

	正　常	病　理
大　体	1. 头颈部正中矢状切面标本及模型(示口腔、牙、舌、唾液腺、咽、食管等) 2. 胃、小肠、大肠、胰、肝、胆囊标本及模型 3. 男、女性盆腔矢状切面标本及模型 4. 打开的胸、腹、盆腔标本(示消化管各器官的位置及毗邻关系) 5. 半身人模型	1. 食管癌标本 2. 胃溃疡标本 3. 胃癌标本 4. 阑尾炎标本 5. 病毒性肝炎标本 6. 肝硬化标本 7. 胆囊炎标本
组　织	1. 下颌下腺切片 2. 食管切片 3. 胃底切片 4. 空肠切片 5. 结肠切片 6. 胰切片 7. 肝切片 8. 胆囊切片	1. 胃溃疡切片 2. 肝硬化切片

三、实验内容

(一)口腔

1.正常大体

取头部正中矢状切面标本并结合对照活体进行观察。口腔向前经口唇与外界相通,向后经咽峡与咽相通。前壁为上、下唇,两侧为颊,上壁为腭,下壁为口腔底。口腔借上、下牙弓和牙龈分为口腔前庭和固有口腔。

(1)口唇和颊　上唇表面中线处有一纵行浅沟称人中;上唇外面两侧与颊部交界处的斜行浅沟称鼻唇沟;口唇两侧,上、下唇结合处形成口角。

(2)腭　取头部正中矢状切面标本观察。腭为口腔上壁,分为前2/3的硬腭和后1/3的软腭两部分。软腭后部斜向后下称腭帆;腭帆后缘游离,其中部向下的突起称腭垂或悬雍垂;腭帆两侧各向下方分出两条皱襞,前方的一对称腭舌弓,后方的一对称腭咽弓;腭舌弓与腭咽弓之间的凹陷为扁桃体窝,容纳腭扁桃体。腭垂、腭帆游离缘、左右腭舌弓和舌根共同围成咽峡,是口腔和咽的分界。

(3)舌

1)舌上、下面:取游离舌结合对照活体标本观察。舌分为上下两面,上面称舌背,其后部有向前开放的"V"形界沟,界沟将舌分为后1/3的舌根和前2/3的舌体,舌体的前端称舌尖。舌下面黏膜在正中线上有连于口腔底前部的皱襞,称舌系带;舌系带根部两侧各有一圆形隆起称舌下阜;舌下阜向口底后外侧延续的带状皱襞称舌下襞。

2)舌黏膜:结合活体观察。舌体背面黏膜呈淡红色,其表面有许多小突起,称舌乳头,按其形状可分为4种:丝状乳头、菌状乳头、叶状乳头、轮廓乳头,后三种乳头含有味蕾。

3)舌肌:取头部正中矢状切面标本观察。舌肌为骨骼肌,分为舌内肌和舌外肌。舌内肌收缩时可改变舌的形态,舌外肌收缩时改变舌的位置。

【思考题】　舌的形态构造和功能。

(4)牙　取牙模型及头部正中矢状切面标本观察。牙在外形上可分为牙冠、牙颈和牙根。暴露于口腔、露出于牙龈以外的部分称牙冠,嵌于牙槽内的部分称牙根,牙冠与牙根之间的部分称牙颈。牙的血管和神经通过牙根尖孔和牙根管进入牙腔。牙釉质覆于牙冠部的牙质表面。牙龈紧贴于牙颈及邻近的牙槽骨上,血管丰富,呈淡红色。乳牙共20个,包括乳切牙、乳尖牙、乳磨牙;恒牙出齐共32个,包括切牙、尖牙、前磨牙和磨牙。

(5)大唾液腺　取整体标本观察。大唾液腺有3对,即腮腺、下颌下腺和舌下腺。其中腮腺最大,呈不规则三角形,位于耳廓的前下方,腮腺管从腮腺前缘穿出,在颧弓下一横指处横越咬肌表面,穿过颊肌,开口于平对上颌第二磨牙牙冠的颊黏膜处的腮腺管乳头。下颌下腺位于下颌体内面的下颌下腺凹内,其导管开口于舌下阜。舌下腺位于舌下襞的深面,其导管分为大小管两种,小管约有10条,均开口于舌下襞,大管仅有1条,开口于舌下阜。

2.正常组织

示教　下颌下腺(下颌下腺切片,HE染色)

1)浆液性腺泡:细胞呈锥体形,核圆近基底部,核上区有紫红色的酶原颗粒,核下区呈深紫色。

2)黏液性腺泡:细胞呈锥体形或立方形,核扁平,紧贴基底部,核上区着色较浅呈灰白色。

3)混合性腺泡:由浆液性和黏液性两种腺细胞组成。浆液性腺细胞常三五成群,形成半月形贴于黏液性腺泡一侧,称浆半月。

【思考题】 比较下颌下腺和舌下腺组织结构的异同点。

(二)咽

正常大体

取头颈部正中矢状切面标本结合切开咽后壁的咽肌标本观察。咽是漏斗形肌性管道,长约12cm,位于第1~6颈椎的前方,上起颅底,下至第6颈椎下缘。咽前壁自上而下分别与鼻腔、口腔、喉腔相通。咽以腭帆游离缘和会厌上缘平面为界,可分为鼻咽、口咽和喉咽,其中口咽和喉咽是消化和呼吸的共同通道。

(1)鼻咽　位于鼻腔后方,向前经鼻后孔与鼻腔相通。在鼻咽两侧壁相当于下鼻甲后方1cm处各有一咽鼓管咽口,该口的前、上、后方有明显的半环形隆起,称咽鼓管圆枕。咽鼓管圆枕后方与咽后壁之间的纵行深窝称咽隐窝。

(2)口咽　向前经咽峡与口腔相通,上通鼻咽,下续喉咽。

(3)喉咽　是咽最狭窄的部位,位于喉的后方,向前经喉口通喉腔。喉口两侧各有一深窝,称梨状隐窝。

【思考题】 咽淋巴环的组成、位置和功能。

(三)食管

1.正常大体

取示食管位置的整体标本观察。食管为前后扁窄的肌性管道,长约25cm,上端在第6颈椎下缘平面连于咽,下端在第11胸椎体左侧连接胃的贲门。食管全长有三个生理性狭窄:第一狭窄为食管起始处,距中切牙约15cm;第二狭窄为食管与左主支气管相交处,距中切牙约25cm;第三狭窄为穿膈的食管裂孔处,距中切牙约40cm。

2.病理大体

食管癌

(1)病理变化　食管癌以食管中段最多见,下段次之,上段最少。可分为早期和中晚期两类。

早期:此期临床上尚无明显症状。钡餐检查,食管基本正常或呈管壁轻度局限性僵硬。病变局限,多为原位癌或黏膜内癌,也有一部分病例癌组织可侵犯黏膜下层,但未侵犯肌层,无淋巴结转移,如及时手术5年存活率在90%以上,预后较好。本型发现困难,因症状不明显常被忽略。有可疑症状出现时,可通过食管拉网脱落细胞学检查,以检出癌细胞确诊。

中晚期:此期患者已出现临床症状,如吞咽困难等。肉眼形态可分为4型:

1)髓质型:肿瘤在食管壁内浸润性生长,使食管壁均匀增厚,管腔变窄。切面癌组织为灰白色,质地较软似脑髓组织,表面可形成浅表溃疡。

2)蕈伞型:肿瘤为卵圆形扁平肿块,如蘑菇状突入食管腔内。此型侵透肌层者较其他类型少见。

3）溃疡型：肿瘤表面形成溃疡，溃疡外形不整，边缘隆起，底部凹凸不平，深达肌层。

4）缩窄型：癌组织在食管壁内浸润生长，累及食管全周，形成明显的环形狭窄，近端食管腔明显扩张。

（2）观察　食管癌标本。

观察要点：食管两段，纵切开，左侧管壁有约 2.2cm×0.5cm×1.2cm 大小的灰白色肿瘤组织。右侧之肿瘤组织大小约 4.6cm×1.5cm×0.5cm，肿瘤生长处的管壁全层均被浸润。

3. 正常组织

（1）食管（食管横切面，HE 染色）

肉眼观察：管壁近腔面染成紫蓝色的部分为黏膜，由黏膜向外，浅红色的部分为黏膜下层，染成红色的为肌层，外膜不易区别。

低倍观察：从腔面逐渐向外，观察管壁的各层结构特点。

1）黏膜：上皮较厚，在管壁的最内层，为复层扁平上皮；固有层位于上皮的外周，为染色较浅的疏松结缔组织，内含小血管等；黏膜肌层较发达，为纵行平滑肌，在切片上呈横断面。

2）黏膜下层：为染色较浅的疏松结缔组织，内含食管腺、较大的血管和神经。

3）肌层：分为内环、外纵两层。注意为哪种肌组织组成，以确定取材部位。

4）外膜：为纤维膜，由疏松结缔组织构成。

高倍观察：食管腺以灰蓝色团块的黏液性腺泡为主，偶可见混合性腺泡。

（四）胃

1. 正常大体

（1）胃的位置：取整体标本观察，胃在中等充盈状态下，大部分位于左季肋区，小部分位于腹上区；贲门位于第 11 胸椎体左侧，幽门位于第 1 腰椎右侧。

（2）胃的形态：取游离胃标本观察。

1）两壁：胃前壁朝向前上方，后壁朝向后下方。

2）两口：入口称贲门，上接食管；出口称幽门，下续十二指肠。

3）两缘：胃的上缘短且凹向右上方，称胃小弯，其最低点弯度明显折转处称角切迹；下缘长且凸向左下方，称胃大弯。

4）四部：贲门附近的部分称贲门部；贲门平面以上向左上方膨出的部分称胃底，临床上称胃穹窿；自胃底向下至角切迹处的部分称胃体；角切迹与幽门之间的部分称幽门部。幽门部大弯侧有一浅沟称中间沟，将幽门部分为右侧的幽门管和左侧的幽门窦。

5）胃内面：取剖开的胃游离标本观察。胃肌层较厚，一般由内斜、中环和外纵三层平滑肌构成。环行肌在贲门部和幽门部增厚，分别形成贲门括约肌和幽门括约肌。

【思考题】　从胃的形态结构说明胃在消化过程中所起的作用。

2. 病理大体

（1）胃溃疡

1）病理变化：胃溃疡多位于胃小弯侧，愈近幽门愈多见，胃窦部尤为多见，罕见于胃大弯、胃底、胃前壁或胃后壁。溃疡通常只有一个，圆形或椭圆形，直径多在 2.5cm 以内，少数可达

4.0cm。溃疡边缘整齐,状如刀切,周围黏膜可有轻度水肿,黏膜皱襞从溃疡向周围呈放射状。溃疡底部通常穿越黏膜下层,深达肌层甚至浆膜层,溃疡处的黏膜至肌层可完全被破坏,由肉芽组织或瘢痕取代。

2)观察:

①胃溃疡标本

病史摘要:张某,男性,45岁,多年来进食后上腹疼痛,伴返酸、嗳气;时好时坏,发作严重时有黑便。体检:上腹部压痛;化验:胃酸度增高,大便潜血阳性。

观察要点:标本沿胃大弯剖开,可见胃小弯近幽门处黏膜,面有一圆形、直径约3cm,边缘整齐、底部较平坦干净的溃疡,其四周的胃黏膜皱襞呈放射状。

②胃溃疡伴穿孔标本

观察要点:胃小弯近幽门部有一个1.5cm×1cm的溃疡,已贯穿各层。

(2)胃癌

1)病理变化:根据病理变化进展程度分为早期胃癌与进展期胃癌两大类。

早期胃癌:癌组织浸润仅限于黏膜层及黏膜下层者均属早期胃癌。故早期胃癌也称为黏膜内癌或表浅扩散性癌。早期胃癌经手术切除治疗,预后颇为良好,术后5年存活率达54.8%～72.8%。纤维胃镜活检和脱落细胞学检查方法可提高早期胃癌的发现率。肉眼形态可分为三种类型:

①隆起型:肿瘤从胃黏膜表面显著隆起,有时呈息肉状。

②表浅型:肿瘤表面较平坦,隆起不显著。此型又可细分为:表浅隆起型、表浅平坦型和表浅凹陷型(又名癌性糜烂)。

③凹陷型:有溃疡形成,仍局限在黏膜下层,此型最为多见。

进展期胃癌:癌组织浸润到黏膜下层以下者均属进展期胃癌,或称之为中晚期胃癌。癌组织浸润越深,预后越差,侵至浆膜层的5年存活率较侵至肌层的明显降低。肉眼形态可分为三型:

①息肉型或蕈伞型:癌组织向黏膜表面生长,呈息肉状或蕈状,突入胃腔内。

②溃疡型:部分癌组织坏死脱落,形成溃疡。溃疡一般多呈皿状,有的边缘隆起,如火山口状。

③浸润型:癌组织向胃壁内呈局限或弥漫浸润,与周围正常组织无明显边界。当弥漫浸润时致胃壁增厚、变硬、胃腔缩小,黏膜皱襞大部消失。典型的弥漫浸润型胃癌患者其胃状似皮革制成的囊袋,因而有革囊胃之称。

2)观察:胃癌标本。

病史摘要:张某,男性,52岁,半年来上腹部饱胀不适,食欲不振,消瘦乏力,近半月有呕吐,消瘦明显。体检:上腹部扪及硬块,左锁骨上淋巴结肿大,纤维胃镜检查见胃窦部一肿块,或组织检查发现有成堆核大深染、异型性明显的细胞,大便潜血阳性。

观察要点:在胃小弯有约4cm×5cm大小的溃疡型病灶,该区域黏膜皱襞消失,胃壁增厚,病灶周围黏膜隆起呈火山口状,溃疡底部不平整。

3. 正常组织

胃(胃底切片,HE染色)

肉眼观察:表面染成紫蓝色的部分为黏膜,深部染成淡红色是黏膜下层,其外深红色是肌层,外膜不明显。

低倍观察:分辨胃壁的四层结构,重点观察黏膜。

1)黏膜:较厚,表面凹陷是胃小凹。上皮为单层柱状上皮,上皮细胞染色淡,细胞界限清晰。固有层内含有大量排列紧密的管状胃底腺,切片中的断面可呈管状、圆形或不规则形等;腺体顶部染色偏红色,以壁细胞为主,底部染色偏蓝色,以主细胞为主。黏膜肌层较薄,由内环、外纵两层平滑肌组成,紧贴胃底腺深面。

2)黏膜下层:为染色较浅的疏松结缔组织,内有血管和神经。

3)肌层:较厚,由内斜、中环、外纵三层平滑肌构成,呈深红色,层次不清。

4)外膜:为浆膜,是一层很薄的结缔组织,外有间皮覆盖。

高倍观察:选一外形完整的纵切胃底腺,观察其结构。

1)主细胞:数量较多,细胞呈柱状,细胞核圆形,位于细胞基底部,细胞质呈蓝色。

2)壁细胞:细胞较大,呈圆形或锥体形,圆形的细胞核位于细胞中央,细胞质染成红色。

【思考题】 胃底腺由哪几种细胞组成?

4. 病理组织

胃溃疡

(1)病理变化　溃疡底大致由四层组织构成:最表层由一薄层纤维素渗出物和坏死的细胞碎片覆盖(坏死层);其下层是以中性粒细胞为主的炎症细胞浸润(渗出层);再下层则是新鲜肉芽组织(肉芽组织层);最下层则由肉芽组织变成纤维瘢痕组织(瘢痕层)。在瘢痕组织中的小动脉管壁因增殖性内膜炎而增厚、管腔狭窄或有血栓形成,这种血管改变可防止血管溃破、出血,但不利于组织再生和溃疡的修复。在溃疡边缘常见黏膜肌层与固有肌层黏连或愈着。溃疡底部的神经节细胞和神经纤维变性和断裂。有时神经纤维断端呈小球状增生,这可能与疼痛症状有关。

(2)观察　胃溃疡切片。

观察要点:肉眼观看,可见组织块表面有一凹陷处即为溃疡,镜下观察溃疡底部由浅至深可分为几层结构及各层的特点。

(五)小肠

1. 正常大体

取整体标本观察。小肠全长约5~7m,上起幽门,下续盲肠,分为十二指肠、空肠、回肠三部分。

(1)十二指肠　取十二指肠游离标本观察。十二指肠呈"C"形包绕胰头,长约25cm,可分为上部、降部、水平部和升部。

1)上部:起自胃的幽门,水平行向右后方,至肝门下方急转向下移行为降部,转折处的弯曲称十二指肠上曲。上部近端与幽门相连接的肠管,长约2.5cm,壁薄腔大,黏膜光滑无皱襞,称十二指肠球。

2)降部:沿第1～3腰椎和胰头右侧下行,至第3腰椎体右侧弯向左行,移行为水平部,转折处的弯曲称十二指肠下曲。剖开降部,可见黏膜环状皱襞发达,其中份后内侧壁上有一纵行的十二指肠纵襞,其下端的隆起称十二指肠大乳头,距中切牙75cm,为肝胰壶腹开口处。

3)水平部:向左横过下腔静脉和第3腰椎的前方,行至第3腰椎左前方,移行于升部。

4)升部:斜向左上方,至第2腰椎左侧转向下,移行为空肠,转折处形成的弯曲称十二指肠空肠曲。十二指肠空肠曲的上后壁被十二指肠悬肌固定于右膈脚。十二指肠悬肌和包绕其下段的皱襞共同构成十二指肠悬韧带,又称Treitz韧带。

【思考题】 十二指肠的分段及各段形态特点。

(2)空肠和回肠 空肠和回肠之间无明显分界。一般空肠占空回肠全长近侧的2/5,位于左上腹;回肠占远侧的3/5,位于右下腹。空回肠均由小肠系膜连于腹后壁。取剖开的空回肠游离标本观察:空肠腔大壁厚,血管丰富,颜色较红,皱襞高而密,绒毛较多,有散在的孤立淋巴小结;回肠腔小壁薄,血管较少,颜色较浅,皱襞低而疏,绒毛较少,既有孤立淋巴小结,又有集合淋巴小结。

【思考题】 如何区别空、回肠?

2.正常组织

(1)空肠(空肠横切片,HE染色)

肉眼观察:内表面凹凸不平染成淡紫蓝色的是黏膜,向外依次是黏膜下层、肌层和外膜。

低倍观察:分辨肠壁的四层结构,重点观察黏膜。

1)黏膜:表面细小的指状突起为肠绒毛,为小肠特征性结构。在切片中肠绒毛呈纵、横、斜切面,形状不规则。深部的固有层内可见切成不同断面的肠腺。肠腺属管状腺,开口于相邻肠绒毛的根部之间。固有层外周为黏膜肌层。

2)黏膜下层:为疏松结缔组织,含有小血管、神经等。

3)肌层:为平滑肌,分内环、外纵两层。

4)外膜:为浆膜。

高倍观察:选一条清晰、典型的肠绒毛的纵切面观察。

1)肠绒毛:浅层为单层柱状上皮,上皮细胞游离面可见带状红色的纹状缘。吸收细胞之间夹有许多呈空泡状的杯形细胞;肠绒毛的中轴由结缔组织构成,内含毛细血管和平滑肌纤维;在肠绒毛中央可见一较大而不规则的管腔,管壁由内皮构成,为中央乳糜管。

2)肠腺:上皮与绒毛上皮相似,在腺开口处与肠绒毛的上皮相延续;底部可见潘氏细胞,胞体呈锥体形,核圆形近基底部。

【思考题】

1.小肠和胃的上皮结构有何区别?

2.小肠腺由哪几种细胞组成?

【绘图】 高倍镜下绘制一个完整小肠绒毛纵切面,注明单层柱状上皮、固有层、杯形细胞、纹状缘、中央乳糜管等。

(2)示教 潘氏细胞(空肠横切片,苏木铵染色)

高倍观察:位于小肠腺底部,细胞三五成群,胞质顶部含有粗大的紫红色颗粒,胞核位于细胞基部,染色较淡。

(六)大肠

1. 正常大体

取整体标本观察。大肠全长1.5m,起自右髂窝,终于肛门,略呈方框形围绕在空、回肠周围,可分为盲肠、阑尾、结肠、直肠、肛管五部分。

取游离结肠标本观察。盲肠和结肠具有3个特征性结构:①结肠带:有3条,沿大肠的纵轴平行排列,3条结肠带均会聚于阑尾根部;②结肠袋:是肠壁由横沟隔开并向外膨出的囊状突起。③肠脂垂:是沿结肠带两侧分布的脂肪突起。

(1)盲肠　是大肠的起始部,位于右髂窝内,下端以膨大的盲端开始,向上续于直肠。取剖开的盲肠标本观察,回肠末端突入盲肠的开口称回盲口,此处环形肌增厚覆以黏膜形成上下两片唇状皱襞称回盲瓣。

(2)阑尾　取整体标本观察。阑尾是从盲肠下端后内侧壁向外延伸的一条蚓状盲管。阑尾根部的体表投影点位于脐与右髂前上棘连线的中、外1/3交点处,称McBurney点(麦氏点)。

(3)结肠　取整体标本观察。结肠介于盲肠和直肠之间,围绕于空、回肠周围,整体呈"M"形。可分为升结肠、横结肠、降结肠和乙状结肠四部分。

1)升结肠:在右髂窝起于盲肠,上升至肝右叶下方,转向左前下方移行于横结肠,转折处的弯曲称结肠右曲或肝曲。

2)横结肠:先行向左前下方,再转向左后上方,形成略向下垂的弓形弯曲,至脾脏下方转折成结肠左曲或称脾曲。

3)降结肠:下降至左髂嵴处续于乙状结肠。

4)乙状结肠:沿左髂窝转入盆腔,全长呈"乙"字形弯曲,至第3骶椎平面续于直肠。

(4)直肠　取盆腔矢状切面标本观察。直肠位于盆腔后部,起自乙状结肠,沿骶、尾骨前方下行,穿过盆膈移行于肛管。直肠并不直,在矢状面上有两个明显弯曲:骶曲是直肠上段沿骶、尾骨前方下降形成的凸向后的弯曲;会阴曲是直肠末段绕过尾骨尖,转向后下形成的凸向前的弯曲。直肠下端肠腔膨大,称直肠壶腹。直肠内面有三条由黏膜和环形肌构成的直肠横襞,中间的一条位于直肠右前壁,大而明显,位置恒定,距肛门约7cm。

(5)肛管　取游离直肠及肛管矢状切面标本观察。肛管长约4cm,起自直肠穿过盆膈的平面,下口为肛门。肛管内面有6～10条纵行皱襞称肛柱;肛柱下端之间有半月形皱襞相连,称肛瓣;肛瓣与其相邻的肛柱下端之间形成的向上开口的小隐窝称肛窦。连接各肛柱下端与肛瓣边缘的锯齿状环形线称齿状线。齿状线下方宽约1cm的环状区域称肛梳或痔环。肛梳下缘有一不明显的环形沟称肛白线,为肛门内、外括约肌的分界线。肛管的环形平滑肌增厚形成肛门内括约肌,肛门外括约肌为骨骼肌。

【思考题】　结肠、直肠和肛管的形态特点。

2. 病理大体

(1)阑尾炎

1)病理变化:急性阑尾炎有3种主要类型:

①急性单纯性阑尾炎:为早期的阑尾炎,病变以阑尾黏膜或黏膜下层较重。阑尾轻度肿胀、浆膜面充血、失去正常光泽。

②急性蜂窝织炎性阑尾炎:或称急性化脓性阑尾炎,常由单纯性阑尾炎发展而来。阑尾显著肿胀,浆膜高度充血,表面覆以纤维素性渗出物。

③急性坏疽性阑尾炎:是一种重型阑尾炎。阑尾因内腔阻塞积脓、腔内压力增高及阑尾系膜静脉受炎症波及而发生血栓性静脉炎等,均可引起阑尾壁血液循环障碍,以至阑尾壁发生坏死。此时,阑尾呈暗红色或黑色,常导致穿孔,引起弥漫性腹膜炎或阑尾周围脓肿。

2)观察:急性阑尾炎标本

病史摘要:叶某,男性,24 岁,入院前 10h 开始腹痛,4h 后腹痛局限于右下腹,并阵发性加剧,伴恶心、呕吐。体检:右下腹肌紧张,麦氏点有明显压痛及反跳痛,化验白细胞总数 18×10^9,中性白细胞 0.9。

观察要点:阑尾肿胀明显,表面可见暗红色出血点,横断面可见阑尾腔内充满脓液。

(2)结肠癌

1)病理变化:好发部位以直肠最为多见,其次是乙状结肠,其余依次是盲肠和升结肠、横结肠、降结肠。

肉眼观大体形态一般可分为四型:

①隆起型:肿瘤向肠腔内突出,呈息肉状或盘状,可伴浅表溃疡。

②溃疡型:此型较多见。肿瘤表面形成明显的较深溃疡,外观似火山口状。

③浸润型:肿瘤向肠壁深层浸润,常累及肠壁全周,使局部肠壁增厚变硬。

④胶样型:肿瘤外观及切面均呈半透明胶冻状。此型较少见,预后差。

2)观察:结肠癌标本

观察要点:可见肠腔内有一肿块,呈乳头状、菜花形,体积约 $6cm \times 3.5cm \times 1.5cm$。

(3)结肠多发性息肉

1)病理变化:是一种染色体显性遗传病,约 60% 病例最后进展为腺癌。

2)观察:结肠多发性息肉标本。

病史摘要:刘某,男,28 岁,腹痛、腹泻、便血 6 月余,近 1 个多月加剧。

经纤维结肠镜检查诊断为结肠多发性息肉,行手术切除。患者自述其祖父与几个叔叔均患此病。

观察要点:结肠一段,见黏膜上密集分布大量米粒大小的灰白色小息肉,呈绒毡状。

3.正常组织

示教:结肠(结肠横切片,HE 染色)

管壁结构与小肠相似,但结肠黏膜只有皱襞而无绒毛,故上皮游离面较齐整,夹杂有大量的杯形细胞。大肠腺发达,整齐排列在固有层中。固有层中的孤立淋巴小结染成紫蓝色团块。肌层分内环、外纵两层平滑肌,局部纵行肌增厚成结肠带。外膜不完整。

【思考题】 在组织切片中如何鉴别大肠和小肠?

（七）胰

1. 正常大体

取整体标本与胰十二指肠游离标本观察。胰呈长条形，位于左季肋区和腹上区，横亘于第1～2腰椎水平并紧贴于腹后壁。胰可分为头、颈、体、尾四部分。胰头膨大，位于第2腰椎右前方，其上、下和右侧被十二指肠包绕，其下部有一向左后上方的钩突；胰颈是位于胰头与胰体之间的扁薄部分。胰体构成胰的大部分，略呈三棱柱形。胰尾较细，行向左上方至左季肋区，在脾门下方与脾的脏面相接触。在胰的实质内有一条胰管沿长轴方向从胰尾经胰体走向胰头，最后与胆总管汇合成肝胰壶腹，开口于十二指肠大乳头。

2. 正常组织

胰（胰切片，HE染色）

肉眼观察：呈紫蓝色片状，内可见含导管的结缔组织将实质分成许多小叶。

低倍观察：小叶外分泌部主要由大量腺泡构成；胰岛为腺泡间染色较淡的细胞团，大小不等。结缔组织内含有导管和血管。

高倍观察：

1）腺泡：为浆液性腺泡，由单层锥体形细胞构成，界限不清，细胞顶部为深红色，其底部呈紫蓝色。细胞核呈圆形，位于细胞的基底部。

2）导管：多位于结缔组织内，随着管径增大，管壁上皮由单层扁平向单层立方或单层柱状上皮过渡。

3）胰岛：细胞染色浅淡，界限不清，细胞排列不规则，内有丰富的毛细血管。

（八）肝

1. 正常大体

(1) 肝的形态 取游离的肝标本、模型观察。成年人肝的重量男性大约为1154～1447g，女性为1029～1379g。肝呈楔形，分为上、下两面和前、后、左、右四缘。肝上面隆凸，贴于膈下，又称膈面，借矢状位的镰状韧带分为小而薄的肝左叶和大而厚的肝右叶。膈面后部无腹膜覆盖的部分称裸区。肝下面凹凸不平，邻近一些脏器，又称脏面。脏面中部有呈"H"形的3条沟。横沟有肝固有动脉左右支、肝门静脉左右支、肝左右管和神经、淋巴管等出入，故称肝门。左侧纵沟前部为肝圆韧带裂，有肝圆韧带通过；后部为静脉韧带裂，有静脉韧带通过。右侧纵沟前部为胆囊窝，容纳胆囊；后部为腔静脉沟，容纳下腔静脉。肝的脏面借"H"形的3条沟分为4个叶：肝左叶位于左纵沟左侧；肝右叶位于右纵沟右侧；方叶位于肝门前方，肝圆韧带裂与胆囊窝之间；尾状叶位于肝门后方，静脉韧带裂与腔静脉沟之间。

(2) 肝的位置 取整体标本配合半身人模型观察。肝大部分位于右季肋区和腹上区，小部分位于左季肋区。肝上界与膈穹隆一致，可用以下3点连线来表示：右锁骨中线与第5肋的交点，前正中线与剑胸结合线的交点，左锁骨中线与第5肋间隙的交点。肝下界在右季肋区与右肋弓一致，在腹上区可达剑突下3cm左右，左季肋区为肋弓所掩盖。

2. 病理大体

(1) 急性重型肝炎

1）病理变化：起病急，病变发展迅猛，病死率高。临床上又称为暴发型或电击型肝炎。本型肉眼观，肝体积显著缩小，尤以左叶为甚，重量减至600～800g，质地柔软，被膜皱缩。切面呈黄色或红褐色,又称急性黄色肝萎缩或急性红色肝萎缩。

2)观察:急性重型肝炎标本。

观察要点:肝组织一块,体积缩小,包膜皱缩,质地柔软,切面呈红褐色。

(2)亚急性重型肝炎

1)病理变化:多数是由急性重型肝炎迁延而来或一开始病变就比较缓和,呈亚急性经过。少数病例可能由普通型肝炎恶化而来。本型病程可达一至数月。本型肉眼观,肝不同程度缩小,被膜皱缩,呈黄绿色(亚急性黄色肝萎缩)。病程长者可出现坏死后性肝硬化之改变。

2)观察:亚急性重型肝炎标本。

观察要点:肝组织薄片,表面及切面可见多数散在的灰白色而境界清楚的结节,结节大小不均,表面结节稍隆起,周围结缔组织增生。

(3)门脉性肝硬化

1)病理变化:

肉眼观:早、中期肝体积正常或略增大,质地稍硬。后期肝体积缩小,重量减轻,由正常的1500g减至1000g以下。表面呈小结节状,大小相仿,最大结节直径不超过1.0cm。切面见小结节间为纤维组织条索包绕。结节呈黄褐色(脂肪变)或黄绿色(淤胆)。

2)观察:门脉性肝硬化标本。

观察要点:肝左叶已切除小部分,体积比正常略缩小,重量减轻,表面布满大小均匀的结节状病灶,直径多数在0.5~1cm之内,结节间结缔组织明显增生。

(4)坏死后性肝硬化

1)病理变化:肝体积缩小,重量减轻,质地变硬。表面有较大且大小不等的结节,最大结节直径可达6cm。由于形成大小不等的结节常使肝变形。切面见结节由较宽大的纤维条索包绕,结节呈黄绿或黄褐色。坏死后肝硬化一般病程较短,肝功能障碍也较明显,癌变率较高。

2)观察:坏死后性肝硬化标本。

观察要点:表面及切面可见广泛分布,大小不等的灰白色结节,多数结节较门脉性肝硬化的结节粗大,因此表面凹凸不平。

(5)胆汁性肝硬化

1)病理变化:是因胆道阻塞淤胆而引起的肝硬化,较少见,可分为继发性与原发性两类。原发性者更为少见。

继发性胆汁性肝硬化:肝体积常增大,表面平滑或呈细颗粒状,硬度中等。呈绿色或绿褐色,切面结节较小,结节间纤维间隔亦细。

原发性胆汁性肝硬化:又称慢性非化脓性破坏性胆管炎。很少见,多发生于中年以上妇女。临床表现为长期梗阻性黄疸、肝大和因胆汁刺激引起的皮肤瘙痒等。本病还常伴有高脂血症和皮肤黄色瘤,肝内外的大胆管均无明显病变。

2)观察:胆汁性肝硬化标本。

观察要点:肝表面及切面有均匀一致约粟米大小的结节,固定液的颜色已变为黄绿色。

(6)肝硬化伴癌变

1)病理变化:肝癌肉眼类型包括:

早期肝癌也称小肝癌,是指单个癌结节直径在3cm以下或结节数目不超过两个,直径总和在 3cm 以下,患者常无临床症状,而血清 AFP 阳性的原发性肝癌。瘤结节呈球形或分叶状,灰白色质较软,切面无出血坏死,与周围组织界限清楚。

中晚期肝癌肉眼可分三型,大多合并肝硬化:

①巨块型:肿瘤为一实体巨块,圆形,直径常大于 15cm,多位于肝右叶内。质软,切面呈杂色,常有出血坏死。瘤体周边常有散在的卫星状瘤结节。

②多结节型:最多见,常发生于肝硬化的肝内。瘤结节多个散在,圆形或椭圆形,大小不等,直径由数毫米至数厘米,有的相互融合形成较大的结节。被膜下的瘤结节向表面隆起,切面褐绿色,有时见出血。

③弥漫型:癌组织在肝内弥漫分布,无明显的结节形成,此型少见。

2)观察:肝硬化伴癌变标本。

病史摘要:高某,男性,59 岁,近 3 个月来感右上腹饱胀,深呼吸时疼痛,食欲差,消瘦明显,近几天来卧床不起。10 年前曾患肝炎,发现脾肿大已 6 年,2 年前曾出现腹水。体检:皮肤巩膜轻度黄染,肝肋下 9cm,有腹水,腹壁静脉怒张,下肢浮肿,AFP 阳性,腹水呈血性,最后昏迷死亡。

观察要点:肝脏表面及切面可见大小均匀的结节状病灶,并见局部出现 2～3cm 的灰白色病灶,质地硬。

3. 正常组织

(1)肝(肝切片,HE 染色)

肉眼观察:红色片状,其中可见大小不等的肝内血管断面。

低倍观察:肝组织被结缔组织分隔成许多多边形的肝小叶(人肝的结缔组织较少,肝小叶界限不清)。典型的中央静脉是肝小叶中央的不规则腔隙。中央静脉周围呈放射状排列的细胞索是肝板的断面,肝板之间的腔隙为肝血窦。数个相邻肝小叶之间,结缔组织较多,内含有 3 种不同结构的管腔,此区域即肝门管区。

高倍观察:选典型的肝小叶和肝门管区观察。

1)肝小叶:

①中央静脉:肝小叶中央的腔隙,管壁不完整,与肝血窦相通,有的腔内可见红细胞、肝巨噬细胞。

②肝板:由肝细胞构成,呈条索状。肝细胞的体积较大,呈多边形;胞质呈红色;细胞核圆形,位于细胞中央,核仁明显;多数肝细胞为单核,有时可见双核。

③肝血窦:为肝板之间的不规则腔隙。窦壁的内皮细胞与肝细胞紧贴,核扁而小,染色较深。

2)肝门管区:

①小叶间胆管:管腔小;管壁由单层立方上皮构成,细胞核圆形,排列整齐,染成紫蓝色。

②小叶间动脉:管腔小而圆;管壁厚,有少量环行平滑肌,染成红色。

③小叶间静脉:管腔大而不规则,管壁薄,着色浅。

【思考题】　肝小叶和门管区内各有哪些结构?各有哪些形态特征?

【绘图】　在低倍镜下绘制肝小叶及门管区,注明中央静脉、肝索、肝血窦、小叶间胆管、小叶间动脉、小叶间静脉。

（2）示教　肝巨噬细胞（肝切片，台盼蓝活体注射＋HE染色）

高倍观察：肝巨噬细胞在肝血窦中，形状大而不规则，可有突起。胞质内含有许多大小不等的深蓝色吞噬颗粒。

（3）示教　胆小管（肝切片，嗜银染色）

高倍观察：肝细胞胞质呈淡黄色，胞核呈褐色。肝细胞之间呈深棕色、长短不一、具有分支的线条为胆小管。

4.病理组织

门脉性肝硬化

1）病理变化：

镜下观：正常肝小叶结构被破坏，由广泛增生的纤维组织将肝细胞再生结节分割包绕成大小不等、圆形或椭圆形的肝细胞团，称为假小叶。假小叶内肝细胞索排列紊乱，细胞较大，核大，染色较深，常发现双核肝细胞。小叶中央静脉缺如、偏位或有两个以上。假小叶外周增生的纤维组织中也有多少不一的慢性炎细胞浸润，并常压迫、破坏细小胆管，引起小胆管内淤胆。此外，在增生的纤维组织中还可见到新生的细小胆管和无管腔的假胆管。

2）观察：小结节性肝硬化切片。

观察要点：镜下可见大小、形态不一的假小叶，门静脉偏位，缺失或多个，肝细胞索排列紊乱，间质可见纤维结缔组织增生。

（九）肝外胆道

1.正常大体

取肝、胆游离标本与模型观察。胆囊位于肝脏面胆囊窝内的囊状器官，梨形，分为底、体、颈、管四部分。胆囊底的体表投影在右锁骨中线与右肋弓相交处。胆囊管弯曲，向下与左侧的肝总管会合成胆总管。胆囊管、肝总管和肝的脏面围成的三角形区域称胆囊三角，有胆囊动脉通过。胆总管在肝十二指肠韧带内下行，降至胰头后方与胰管汇合成肝胰壶腹，注入十二指肠大乳头。

【思考题】　胆汁和胰液如何排到十二指肠？

2.病理大体

胆囊炎

（1）病理变化

急性胆管炎和胆囊炎：黏膜充血水肿，上皮细胞变性、坏死脱落，管壁内不同程度的中性粒细胞浸润。在胆囊者常伴有黏膜腺体分泌亢进（卡他性胆囊炎）。

如病变继续发展，各层均为白细胞弥漫浸润（蜂窝织炎性胆囊炎），浆膜面常有纤维素脓性渗出物覆盖。如胆囊管阻塞，可引起胆囊积脓。如因痉挛、水肿、梗阻及淤胆等导致胆管或胆囊壁的血液循环障碍时，该处可发生出血坏死（坏疽性胆囊炎），甚至发生穿孔，引起胆汁性腹膜炎。

慢性胆管炎和胆囊炎：多由急性者反复发作迁延而来。此时胆管及胆囊黏膜多发生萎缩，各层组织中均有淋巴细胞、单核细胞浸润和明显纤维化。

(2)观察

①慢性胆囊炎标本

观察要点:胆囊标本,囊壁高度增厚,最厚处约为 1.3cm,黏膜皱襞消失,部分黏膜可见出血及坏死物质,外膜亦见出血区。

②胆结石标本

观察要点:结石为椭圆形,大小约 4.2cm×2cm×1.3cm,外包有一层灰褐色物质,内部黑色,质地较松脆。另外结石 15 颗,呈多面体形,灰白色,大小不等,最大直径 1.2cm,最小仅0.5cm,表面光滑,质地较硬,切面呈层状结构。

3.正常组织

示教:胆囊(胆囊切片,HE 染色)

低倍观察:黏膜形成很多皱襞,游离面的上皮为单层柱状上皮。固有层为薄层结缔组织。肌层可见纵行及环行平滑肌,排列不规则。外膜不完整。

(十)腹膜

1.正常大体

取腹膜完好的整体标本、模型观察。

(1)腹膜的配布 腹膜是覆盖于腹、盆腔壁内面和腹、盆腔脏器表面的一层浆膜,分为脏腹膜和壁腹膜。脏、壁腹膜相互移行,围成不规则的潜在性腔隙,称为腹膜腔。男性腹膜腔为一完全封闭的腔隙,女性腹膜腔借输卵管腹腔口经输卵管、子宫、阴道与外界相通。

(2)网膜

1)小网膜:是从肝门向下移行至胃小弯和十二指肠上部的双层腹膜结构。小网膜左侧连于肝门与胃小弯之间的部分称肝胃韧带,右侧连于肝门和十二指肠上部之间的部分称肝十二指肠韧带。

2)大网膜:似围裙覆盖于空、回肠和横结肠的前方,由四层腹膜结构组成,即胃前、后壁的两层腹膜自胃大弯和十二指肠上部下垂,形成大网膜的前两层,降至脐平面稍下方返折向上,形成大网膜的后两层,至横结肠包绕其前、后壁,形成横结肠系膜,连于胃大弯和横结肠之间的大网膜前两层则形成胃结肠韧带。

3)网膜囊:是小网膜和胃后方的扁窄间隙,属于腹膜腔的一部分,又称小腹膜腔,借网膜囊的右侧的网膜孔与大腹膜腔相通。

(3)系膜 是将器官系连固定于腹、盆壁的双层腹膜结构。包括肠系膜、阑尾系膜、横结肠系膜、乙状结肠系膜等。肠系膜与腹后壁腹膜的移行部称肠系膜根,长约 15cm,起自第 2 腰椎左侧,斜向右下止于右骶髂关节前方。

(4)陷凹 取男、女性整体标本及盆腔矢状切面标本观察。男性在直肠和膀胱之间有直肠膀胱陷凹;女性在膀胱和子宫之间有膀胱子宫陷凹,在子宫和直肠之间有直肠子宫陷凹,又称Douglas 腔,与阴道后穹隔以阴道后壁和腹膜。立位或坐位时,男性的直肠膀胱陷凹和女性的直肠子宫陷凹是腹膜腔最低位。

(王 征 仇 容)

实验报告

实验内容:消化系统

实验日期＿＿＿＿＿年＿＿＿＿＿月＿＿＿＿＿日

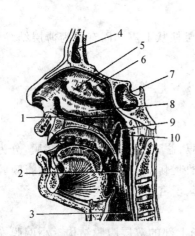

图 3-3-1　鼻腔、口腔、咽腔正中矢状切面

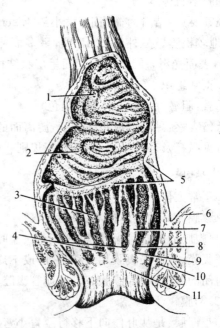

图 3-3-2　直肠和肛管冠状剖面

1.＿＿＿＿＿＿＿＿＿＿＿＿＿＿＿

2.＿＿＿＿＿＿＿＿＿＿＿＿＿＿＿

3.＿＿＿＿＿＿＿＿＿＿＿＿＿＿＿

4.＿＿＿＿＿＿＿＿＿＿＿＿＿＿＿

5.＿＿＿＿＿＿＿＿＿＿＿＿＿＿＿

6.＿＿＿＿＿＿＿＿＿＿＿＿＿＿＿

7.＿＿＿＿＿＿＿＿＿＿＿＿＿＿＿

8.＿＿＿＿＿＿＿＿＿＿＿＿＿＿＿

9.＿＿＿＿＿＿＿＿＿＿＿＿＿＿＿

10.＿＿＿＿＿＿＿＿＿＿＿＿＿＿

1.＿＿＿＿＿＿＿＿＿＿＿＿＿＿＿

2.＿＿＿＿＿＿＿＿＿＿＿＿＿＿＿

3.＿＿＿＿＿＿＿＿＿＿＿＿＿＿＿

4.＿＿＿＿＿＿＿＿＿＿＿＿＿＿＿

5.＿＿＿＿＿＿＿＿＿＿＿＿＿＿＿

6.＿＿＿＿＿＿＿＿＿＿＿＿＿＿＿

7.＿＿＿＿＿＿＿＿＿＿＿＿＿＿＿

成　绩:＿＿＿＿＿＿＿　教　师:＿＿＿＿＿＿＿＿＿

实验报告

实验内容:消化系统

实验日期＿＿＿＿＿年＿＿＿＿＿月＿＿＿＿＿日

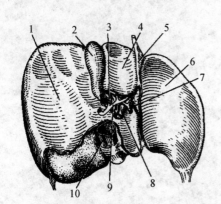

图 3-3-3　肝脏面

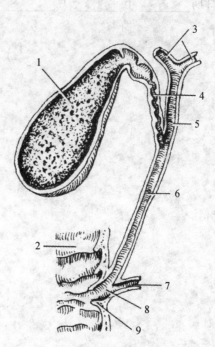

图 3-3-4　肝外胆道

1.＿＿＿＿＿＿＿＿＿＿＿

2.＿＿＿＿＿＿＿＿＿＿＿

3.＿＿＿＿＿＿＿＿＿＿＿

4.＿＿＿＿＿＿＿＿＿＿＿

5.＿＿＿＿＿＿＿＿＿＿＿

6.＿＿＿＿＿＿＿＿＿＿＿

7.＿＿＿＿＿＿＿＿＿＿＿

8.＿＿＿＿＿＿＿＿＿＿＿

9.＿＿＿＿＿＿＿＿＿＿＿

10.＿＿＿＿＿＿＿＿＿＿＿

1.＿＿＿＿＿＿＿＿＿＿＿

2.＿＿＿＿＿＿＿＿＿＿＿

3.＿＿＿＿＿＿＿＿＿＿＿

4.＿＿＿＿＿＿＿＿＿＿＿

5.＿＿＿＿＿＿＿＿＿＿＿

6.＿＿＿＿＿＿＿＿＿＿＿

7.＿＿＿＿＿＿＿＿＿＿＿

8.＿＿＿＿＿＿＿＿＿＿＿

9.＿＿＿＿＿＿＿＿＿＿＿

10.＿＿＿＿＿＿＿＿＿＿＿

成　绩:＿＿＿＿＿＿＿＿＿　　　教　师:＿＿＿＿＿＿＿＿＿

实验报告

实验内容:消化系统

实验日期_____年_____月_____日

绘图:小肠绒毛纵切面

材料:_____ 染色:_____ 放大:_____ 成绩:_____ 教师:_____

实验报告

实验内容:消化系统

实验日期_____年_____月_____日

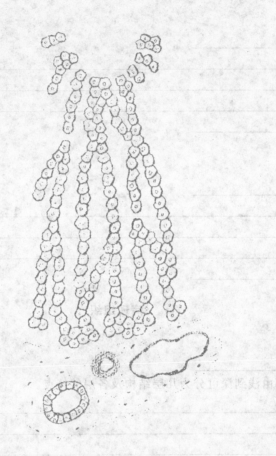

绘图:肝小叶及门管区

材料:_____ 染色:_____ 放大:_____ 成绩:_____ 教师:_____

实验报告

实验内容:消化系统

实验日期_____年_____月_____日

病理大体

消 15(C)
器　　官:_____
病变描述:_____

_____。

病理诊断:_____

消 16(A)
器　　官:_____
病变描述:_____

_____。

病理诊断:_____

病理组织

切片:22(B)♯
组　　织:_____
观察要点:溃疡底部由浅到深可分为几层结构及各层的特点。
表面一层特点:_____。
第二层特点:_____。
第三层特点:_____。
第四层特点:_____。

【绘图】

病理诊断：＿＿＿＿＿＿＿＿＿＿＿＿＿＿＿＿（放大倍数：＿＿＿＿＿＿＿＿）

切片：23♯
组　　织：＿＿＿＿＿＿＿＿＿
观察要点：
1.正常的肝小叶被＿＿＿＿＿＿＿＿＿＿＿＿分割、包绕形成假小叶,其特征：
＿＿＿
＿＿＿＿＿＿＿＿＿＿＿＿＿＿＿＿＿＿＿＿＿＿＿＿＿＿＿＿＿＿＿＿＿＿＿＿＿＿＿。
2.纤维间隔的病变特点：＿＿＿＿＿＿＿＿＿＿＿＿＿＿＿＿＿＿＿＿＿＿＿＿＿＿＿。
【绘图】

病理诊断：＿＿＿＿＿＿＿＿＿＿＿＿＿＿＿＿（放大倍数：＿＿＿＿＿＿＿）

【思考题】 比较正常肝小叶和假小叶在形态结构上有何不同？假小叶形成对肝脏的结构和功能有何影响？

实验十二　泌尿系统

一、实验目的与要求

1. 熟悉泌尿系统的组成。

2. 掌握肾的位置、形态、被膜、毗邻和构造。

3. 掌握弥漫性毛细血管内增生性肾小球肾炎、弥漫性新月体性肾小球肾炎、弥漫性硬化性肾小球肾炎的病理变化及病理与临床联系。

4. 掌握急、慢性肾盂肾炎的病理变化及病理与临床联系。

5. 熟悉肾癌的常见大体类型。

6. 熟悉输尿管的行程和狭窄，膀胱的位置、形态、毗邻及膀胱三角的结构特点，女性尿道的毗邻、形态特点及开口部位。

7. 熟悉膀胱癌的常见大体类型。

二、实验材料

		正　常	病　理
大　体		1. 男、女性泌尿生殖系统概观标本及模型 2. 肾及肾的剖面、膀胱标本及模型 3. 通过肾中部的腹后壁横切标本 4. 男、女骨盆腔正中矢状切面标本及模型 5. 打开的腹、盆腔标本及模型（示肾、输尿管、膀胱的位置及毗邻关系）	1. 弥漫性毛细血管内增生性肾小球肾炎标本 2. 弥漫性硬化性肾小球肾炎标本 3. 慢性肾盂肾炎、急性肾盂肾炎标本 4. 新月体性肾小球肾炎标本 5. 肾透明细胞癌标本 6. 尿路结石标本
组　织		1. 肾切片	1. 弥漫性毛细血管内增生性肾小球肾炎切片 2. 慢性肾盂肾炎切片

三、实验内容

（一）肾

1. 正常大体

（1）位置　取打开的腹、盆腔标本观察，肾位于腹后壁、脊柱的两侧，左肾略高于右肾（约一个椎间盘高度）；两肾门约平对第 1 腰椎。

（2）外观形态　取离体肾标本观察，肾的上、下端，前、后面，内、外侧缘，内侧缘中部的凹陷称肾门。肾静脉：位于肾门内最前部，腔大、壁薄，两侧肾静脉几乎横行与下腔静脉相连；肾动脉：位于肾门内中部，较静脉细，两侧肾动脉几乎横行与腹主动脉相连；肾盂：位于肾门内最后部，在肾窦内由肾大盏汇合而成，出肾门后向下在肾的下端附近移行为输尿管。

（3）剖面形态　取肾的剖面标本观察，肾由表面的被膜、中部实质和肾门向内的凹陷即肾窦组成。实质分为浅部的肾皮质和深部的肾髓质。肾皮质血管丰富、颜色较深，其伸入髓质部分称肾柱；髓质颜色淡，由尖朝向肾门的三角形肾锥体组成，肾锥体的尖端是肾乳头，朝向肾窦。肾窦内可见肾小盏包绕肾乳头，2～3个肾小盏合成一个肾大盏，2～3个肾大盏合成略扁漏斗状的肾盂，肾盂出肾门后变细并下行，移行为输尿管。取肾中部的腹后壁横切标本观察，紧贴肾实质的纤维膜，包裹肾和肾上腺的脂肪组织即脂肪囊，最外部的肾筋膜在肾的上部和外侧分两层包绕肾和肾上腺。

【思考题】 肾的位置、剖面形态结构。

2.病理大体

(1)弥漫性毛细血管内增生性肾小球肾炎

1)病理变化：肾脏肿大、充血、被膜紧张、表面光滑、色较红，故称大红肾。镜下观，弥漫性肾小球肿胀，细胞数目显著增多是其主要特征。系膜细胞、内皮细胞明显增生肿胀为主，早期尚可见多少不等的中性白细胞和单核细胞浸润。增生的细胞使毛细血管管腔狭窄、甚至闭塞，从而导致肾小球缺血。

2)观察：弥漫性毛细血管内增生性肾小球肾炎标本。

观察要点：肾体积明显增大，表面光滑（包膜已剥离）呈暗红色，并可见针头大小或绿豆点状出血。故称为大红肾、蚤咬肾。切面见皮质髓质分界清楚，肾皮质增厚（正常约 0.5cm）。

(2)弥漫性硬化性肾小球肾炎

1)病理变化：肾脏体积缩小，重量减轻，质地变硬，表面呈弥漫细颗粒状；肾切面皮质变薄，皮髓质分界不清；肾小动脉硬化，管壁增厚，管口呈哆开状；肾实质萎缩，以皮质更显著（仅 0.2～0.3cm），肾盂周围脂肪增多。肾被膜与肾皮质紧密黏连。

2)观察：弥漫性硬化性肾小球肾炎标本

观察要点：两侧肾脏对称性固缩，表面呈微小颗粒状，故称之为颗粒性固缩肾。切面观，皮质变薄，皮髓质分界不清。

(3)慢性肾盂肾炎

1)病理变化：病变可为单侧或双侧性，如为双侧性，两侧不对称，病变肾体积缩小，变硬，表面高低不平，有不规则凹陷性瘢痕。切面可见肾被膜增厚，皮髓质界限不清，肾乳头萎缩，肾盂肾盏变形，肾盂黏膜增厚，粗糙。

2)观察：慢性肾盂肾炎标本。

观察要点：肾体积略缩小，表面高低不平，可见几处不规则凹陷性疤痕，切面见肾实质破坏，肾盏扩大，形成囊腔。

(4)肾细胞癌

1)病理变化：肿瘤多为单发，球形，见于肾的两极，尤以上极多见，常致肾脏变形。肿瘤常有假包膜形成，因而与周围肾组织界限清楚。切面见肿瘤多为实性，少数为囊性，灰黄（癌细胞胞浆内含有大量脂质）或灰白色，常有出血（红褐色）、坏死（灰白）和纤维化（白色）区相间，呈现出多彩颜色。

2)观察：肾细胞癌标本。

观察要点：肾上极可见一结节状肿块，大小约 5.5cm×6cm，灰白色，切面可见散在的出血灶，包膜不完整。

3. 正常组织

（1）肾（肾切片，HE染色）

肉眼观察：染色较深的部分是肾皮质，较浅的部分是肾髓质。

低倍观察：肾皮质内许多散在的红色圆形结构是肾小体的断面，密集在肾小体周围的管腔是近端小管曲部和远端小管曲部。肾皮质表面的淡红色线状结构是纤维膜。肾皮质深面无肾小体分布的部位是肾髓质，其内充满近端小管直部、细段、远端小管直部和集合管等结构。

高倍观察：选择典型的肾小体和肾小管观察。

1）肾小体：由于肾小球由一团十分弯曲的毛细血管袢构成，所以管壁难辨，但血管腔内常可见到散在的红细胞。肾小囊的内层与毛细血管壁紧贴，也不能分清；它的外层由单层扁平上皮构成；内、外两层之间的透亮腔隙是肾小囊腔。

2）近端小管曲部：在肾皮质内染成红色；管壁由单层立方上皮构成，相邻细胞间的界限不清晰，细胞的游离面有染成淡红色的刷状缘；管腔较小而不规则。

3）远端小管曲部：在肾皮质内染成浅红色；管壁为单层立方上皮，细胞界限较清晰，细胞核排列较密集，细胞的游离面无刷状缘；管腔较大，较为规则。

4）细段：在肾髓质内染成淡红色，管壁薄，由单层扁平上皮构成，细胞核突向管腔。

5）集合小管：在肾髓质内，管腔较大。上皮细胞可呈立方形或低柱状，细胞界限清晰，细胞核着色深。

【思考题】

1. 肾的皮质中主要观察到哪些结构？各有哪些形态特征？

2. 近曲小管和远曲小管镜下如何区别？

【绘图】　在高倍镜下绘制肾皮质主要结构图，注明肾小囊壁层、血管球、肾小囊腔、近端小管曲部和远端小管曲部。

（2）示教　致密斑（肾切片，HE染色）

低倍观察：肾小体的血管极，靠近血管球的远端小管曲部上，上皮细胞呈高大柱状（核多位于顶部），排列紧密形成的椭圆形结构。

【思考题】　致密斑有何功能？

4. 病理组织

（1）弥漫性毛细血管内增生性肾小球肾炎

1）病理变化：镜下观，弥漫性肾小球肿胀、细胞数目显著增多是其主要特征。电镜下观，系膜细胞、内皮细胞明显增生肿胀为主，早期尚可见多少不等的中性粒细胞和单核细胞浸润。增生的细胞使毛细血管管腔狭窄、甚至闭塞，从而导致肾小球缺血。

2）观察：弥漫性毛细血管内增生性肾小球肾炎切片。

观察要点：低倍镜见病变累及大多数肾小球，肾小球体积增大，肾小球内细胞数目增多，肾间质充血及炎细胞浸润。高倍镜下与电镜下见肾小球内主要是毛细血管内皮细胞及系膜细胞增生，毛细血管腔狭窄甚至闭塞，有少量的中性粒细胞及单核细胞浸润。肾小管上皮细胞肿胀，发生颗粒样变性，部分肾小管腔内可见蛋白及白细胞管型。肾间质毛细血管扩张充血及炎细胞浸润。

（2）慢性肾盂肾炎

1）病理变化：镜下观，病变呈不规则灶状分布，肾间质大量淋巴细胞和巨噬细胞浸润，淋巴滤泡形成，间质纤维化。部分肾小管萎缩，基底膜增厚，进而肾小管坏死、消失。部分肾单位代偿性肥大，肾小管扩张，管腔内充满红染的胶样管型，形似甲状腺滤泡，称为甲状腺样变。活动期可见中性粒细胞浸润及脓肿形成。早期，肾小球病变较轻，仅可见肾小球周围纤维化。末期，包括肾小球在内的肾单位整体荒废，肾小球发生萎缩、纤维化、玻璃样变。动脉内膜高度增厚，管腔狭窄。

2）观察：慢性肾盂肾炎切片。

观察要点：低倍镜下观，肾小球球囊周围或囊壁纤维化，后期肾小球发生纤维化和玻璃样变，肾小管部分萎缩，有的代偿性扩张，管腔内充满均质红染的蛋白管型；高倍镜下观，肾间质纤维化和淋巴细胞、浆细胞等炎细胞浸润，肾盂黏膜上皮坏死脱落，有结缔组织增生。

（二）输尿管

正常大体

取打开的腹、盆腔标本观察，输尿管在肾下端附近起于肾盂，此处为第一狭窄部；在腹后壁经腰大肌前方下行，在骨盆上口附近跨髂总动脉分叉处入盆腔，此处为第二狭窄部；输尿管入盆后向下在坐骨棘附近向前到膀胱底斜穿膀胱壁，开口于输尿管口，此处为第三狭窄部。

【思考题】 输尿管的起点、走行和狭窄位置。

（三）膀胱

正常大体

（1）位置 取男、女骨盆腔正中矢状切面标本观察，空虚的膀胱位于盆腔的前部、耻骨联合的后方；取男性骨盆腔正中矢状切面标本观察，膀胱下方为前列腺，后方是直肠、输精管和精囊；取女性骨盆腔正中矢状切面标本观察，膀胱下方为尿生殖膈，后方是子宫（颈部）和阴道（上部）

（2）形态 取离体膀胱标本观察，呈三棱锥体形，最前部的膀胱尖，朝前上，膀胱底朝后下，外上角有输尿管穿入，膀胱体在膀胱底与膀胱尖之间，膀胱颈位于膀胱的最下部，有尿道内口开口。在膀胱底内表面，黏膜光滑无皱襞区是膀胱三角。

【思考题】 膀胱三角的概念。

（四）女性尿道

1.正常大体

取女性骨盆腔正中矢状切面标本观察，女性尿道起于膀胱颈的尿道内口，沿阴道前壁下降，穿尿生殖膈，止于尿道外口。尿道外口的后方为阴道口。

【思考题】 尿液的产生及排出途径。

2.病理大体

尿路结石

观察：尿路结石标本

观察要点：标本左侧是位于肾盂的草酸盐结石（呈鹿角形），右侧是位于膀胱的磷酸盐结石（卵圆形）。

（朱祖明　王索安）

实验报告

实验内容:泌尿系统

实验日期＿＿＿＿＿年＿＿＿＿＿月＿＿＿＿＿日

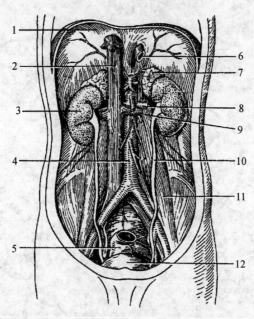

图 3-4-1 腹盆腔正面观

1.＿＿＿＿＿＿＿	7.＿＿＿＿＿＿＿
2.＿＿＿＿＿＿＿	8.＿＿＿＿＿＿＿
3.＿＿＿＿＿＿＿	9.＿＿＿＿＿＿＿
4.＿＿＿＿＿＿＿	10.＿＿＿＿＿＿＿
5.＿＿＿＿＿＿＿	11.＿＿＿＿＿＿＿
6.＿＿＿＿＿＿＿	12.＿＿＿＿＿＿＿

成　绩:＿＿＿＿＿＿＿　　教　师:＿＿＿＿＿＿＿

实验报告

实验内容:泌尿系统

实验日期_____年_____月_____日

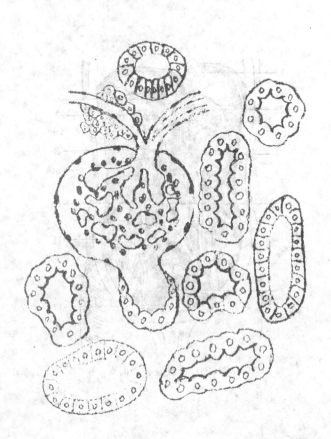

绘图:肾皮质

材料:_____ 染色:_____ 放大:_____ 成绩:_____ 教师:_____

实验报告

实验内容：泌尿系统

实验日期＿＿＿＿＿年＿＿＿＿＿月＿＿＿＿＿日

病理大体

泌 8

器　　官：＿＿＿＿＿＿＿＿＿＿＿

病变描述：＿＿＿＿＿＿＿＿＿＿＿＿＿＿＿＿＿＿＿＿＿＿＿＿＿＿＿＿＿＿＿＿＿＿＿＿＿

＿＿。

病理诊断：＿＿＿＿＿＿＿＿＿＿＿

病理组织

切片：25＃

组　　织：＿＿＿＿＿＿＿＿＿＿＿

观察要点：（注意观察肾小球、肾小管和间质的变化）

1. 肾小球变化：＿＿＿＿＿＿＿＿＿＿＿＿＿＿＿＿＿＿＿＿＿＿＿＿＿＿＿＿＿＿＿＿。

2. 肾小管上皮细胞改变：＿＿＿＿＿＿＿＿＿＿＿＿＿＿＿＿＿＿＿＿＿＿＿＿＿＿＿＿＿。

3. 肾间质病变：＿＿＿＿＿＿＿＿＿＿＿＿＿＿＿＿＿＿＿＿＿＿＿＿＿＿＿＿＿＿＿＿＿。

【绘图】

病理诊断：＿＿＿＿＿＿＿＿＿＿＿＿＿＿＿＿＿＿＿＿　　（放大倍数：＿＿＿＿＿＿＿＿）

切片:27#

组　　织:＿＿＿＿＿＿＿＿＿＿＿＿

观察要点:

1.病损肾单位的变化:肾小球＿＿＿＿＿＿＿＿＿＿＿＿＿＿＿＿＿＿＿＿＿＿＿＿＿＿＿＿＿,

相应肾小管＿＿＿＿＿＿＿＿＿＿＿＿＿＿＿＿＿＿＿＿＿＿＿＿＿＿＿＿＿＿＿＿＿＿。

2.代偿肾单位的变化:肾小球＿＿＿＿＿＿＿＿＿＿＿,肾小管＿＿＿＿＿＿＿＿,管腔内有＿＿＿＿。

3.肾间质的病变:＿＿＿＿＿＿＿＿＿＿＿＿＿＿＿＿＿＿＿＿＿＿＿＿＿＿＿＿＿＿。

【绘图】

病理诊断:＿＿＿＿＿＿＿＿＿＿＿＿＿＿＿＿＿＿＿（放大倍数:＿＿＿＿＿＿＿＿＿）

【思考题】　肾脏的上述变化,对肾功能会导致哪些影响?

实验十三　生殖系统

一、实验目的与要求

1.掌握男、女性生殖系统的组成。

2.熟悉男、女性生殖器官的位置、形态及其结构。

3.了解阴茎癌的病变特点。

4.熟悉卵巢常见肿瘤的形态特点。

5.掌握子宫颈癌的病变特点。

6.熟悉女性乳房的位置、形态结构,会阴的组成、结构。

7.掌握葡萄胎、绒毛膜癌的病变特点及区别。

二、实验材料

	正　常	病　理
大　体	1.男性泌尿生殖系统概观标本及模型、女性生殖系统概观标本及模型 2.睾丸和附睾、精索、前列腺、男性尿道、阴茎、阴囊标本及模型 3.卵巢、输卵管、子宫、阴道、女阴、乳房标本及模型 4.男、女骨盆腔正中矢状切面标本及模型 5.打开的盆腔标本及模型(包括会阴标本)	1.阴茎癌标本 2.子宫平滑肌瘤标本 3.葡萄胎标本 4.子宫绒毛膜癌标本 5.子宫颈癌标本 6.卵巢多房性黏液性囊腺癌标本 7.卵巢浆液性囊腺瘤标本 8.卵巢囊性畸胎瘤标本
组　织	1.睾丸切片 2.卵巢切片 3.子宫(增生期)切片	1.葡萄胎切片 2.卵巢黏液性囊腺瘤切片

三、实验内容

(一)睾丸

1.正常大体

(1)位置　取打开的男性盆腔标本(包括会阴标本)观察,睾丸位于阴囊内,其后上方有附睾。

(2)形态　取睾丸和附睾标本观察,睾丸呈扁睾丸呈扁椭圆形,分上、下端,内、外侧面,前、后缘。后缘有血管、神经和淋巴管等出入,并与附睾、输精管相临近,上端有附睾头覆盖。睾丸除后缘外覆有浆膜,称鞘膜,分睾丸表面的脏层和阴囊内面的壁层,两层之间在睾丸后缘相移行围成的密闭的腔隙称鞘膜腔。取睾丸和附睾纵切标本观察,鞘膜的深面有一致密结缔组织形成的白膜,白膜在睾丸后缘形成的睾丸纵隔,在睾丸内部形成睾丸小隔,并将其分隔成许多锥体状的睾丸小叶。睾丸小叶内有生精小管和睾丸间质。一个睾丸小叶内有 1~4 条生精小管,在近睾丸纵隔处变为直精小管,再进入睾丸纵隔内形成睾丸网,最后在睾丸后缘发出十多条睾丸输出小管进入附睾。

【思考题】 睾丸的结构及功能。

2.正常组织

睾丸(睾丸切片,HE 染色)

肉眼观察:睾丸实质表面的红色带为白膜。内部红色散点结构为生精小管,小管之间的淡染色区是睾丸间质。

低倍观察:睾丸实质内的精曲小管被切成许多断面,各断面之间的结缔组织为睾丸间质。

高倍观察:

1)精曲小管:壁厚腔小。管壁由多层细胞构成,其周围的红色细线为基膜。紧贴基膜的一层细胞主要是精原细胞。精原细胞较小,细胞核圆形,着色较深。精原细胞的管腔侧,依次分布有初级精母细胞和次级精母细胞。前者体积最大,细胞核也最大,核内常可见到粗大的染色体;后者外形略小,由于其存在的时间较短,故在切片中不易见到。最内层是精子细胞,体积最小,细胞核圆形,着色较深。精子位于精曲小管的管腔内,多紧靠精子细胞,头呈点状,染色极深;尾多被切断,不易见到。在生精细胞之间,可见从基膜伸达管腔的支持细胞,其细胞质染色较浅,细胞核呈卵圆形,核仁明显。

2)间质细胞:单个或成群分布于睾丸间质内。细胞较大,呈圆形或多边形,细胞质染成淡红色,细胞核大而圆,着色较浅。

【思考题】
1.精子在生精小管内的发育过程。
2.睾丸间质细胞的形态和功能。

(二)附睾和输精管、射精管

正常大体

(1)附睾 取打开的男性盆腔标本(包括会阴标本)观察,附睾管在睾丸的上端形成附睾头;附睾管下行,构成附睾的体部和尾部;尾部末端连接输精管。

(2)输精管 管壁较厚,活体触摸时呈细圆索状。依行程可分为四部:

1)睾丸部:起自附睾尾部沿睾丸后缘上行至睾丸上端。

2)精索部:位于睾丸上端到腹股沟管浅环之间,此段位置表浅。

3)腹股沟管部:此段位于腹股沟管内;睾丸上端到腹股管深环之间的圆索状结构称精索,内有睾丸动脉、蔓状静脉丛、淋巴管、神经等伴行及外包的被膜。

4)盆部:输精管自腹股沟管深环达盆腔外侧壁向后下,经输尿管前上方至膀胱底后面、精囊的内侧下行,末端与精囊的排泄管汇合成射精管。

(3)射精管 穿过前列腺实质,开口于尿道前列腺部。

【思考题】 男性输精管结扎宜选择在何处?结扎后为什么对第二性征、射精没有影响?

(三)前列腺、精囊腺和尿道球腺

1.正常大体

取男性生殖系统概观标本观察,膀胱后方、输精管壶腹两侧的精囊,精囊排泄管向内下与输精管壶腹汇合成射精管;膀胱下方的前列腺;开口于阴茎尿道球的尿道球腺;取男性骨盆腔正中矢状切面标本观察,前列腺呈粟子形,位于膀胱下方、耻骨联合的后方,后方临近直肠,下方是尿生殖膈;取打开的前列腺观察前列腺内的尿道和射精管穿过。

【思考题】 前列腺的位置和毗邻?

2.病理大体

阴茎癌

(1)病理变化 通常发生在阴茎龟头或包皮内接近冠状沟的区域。肉眼观呈乳头型或扁平型;乳头型似尖锐湿疣,或呈菜花样外观;扁平型局部黏膜表面灰白,增厚,表面可见裂隙,逐渐可出现溃疡。

(2)观察 阴茎癌标本。

观察要点:阴茎一段,龟头四周有乳头状突出生长的肿瘤组织,灰白色。

(四)阴囊和阴茎

正常大体

取阴茎、阴囊标本观察,阴茎前端的阴茎头,其尖端有尿道外口。阴茎后端固定于耻骨弓及尿生殖膈上的阴茎根,头与根之间为阴茎体;阴茎的构造由皮肤、阴茎筋膜和三条海绵体组成;阴茎海绵体左、右各一,位于阴茎的背侧,尿道海绵体位于阴茎海绵体之间的腹侧,有尿道贯穿其全长;其前端的膨大即阴茎头,后端的膨大称尿道球。每条海绵体表面均包有海绵体白膜。阴茎的皮肤在阴茎头处返折并包绕阴茎头形成环形的阴茎包皮;在阴茎头腹侧中线上,包皮与阴茎头之间形成的纵行的包皮系带。取阴囊标本观察,其壁从浅入深由皮肤、肉膜、精索外筋膜、提睾肌和精索内筋膜构成,内容纳睾丸、附睾和部分输精管。

(五)男性尿道

正常大体

取男性骨盆腔正中矢状切面标本观察,男性尿道起于膀胱颈的尿道内口,末端开口于阴茎头的尿道外口。分为前列腺部、膜部(穿尿生殖膈)和海绵体部三部分;三处狭窄分别位于尿道内口、尿道膜部、尿道外口;三处扩大分别为尿道前列腺部、尿道球部、尿道舟状窝。阴茎自然下垂时,耻骨联合后下方的称耻骨下弯,凹向前上;耻骨联合前下方的称耻骨前弯,凹向后下,将阴茎向腹壁方向提起时,耻骨前弯可消失。

【思考题】 根据男性尿道的特点,给病人导尿时应注意哪些问题?

(六)卵巢

1.正常大体

取打开的女性盆腔标本观察,卵巢位于盆腔侧壁的髂内、外动脉的夹角处(卵巢窝)。卵巢的形态呈扁椭圆形,分上、下端,内、外侧面,前、后缘。其中前缘中部有血管神经出入;上端借卵巢悬韧带连于骨盆上口;下端有卵巢固有韧带连于子宫底两侧。

【思考题】 卵细胞产生及排出的途径。

2.病理大体

(1)卵巢浆液性囊腺瘤

1)病理变化:肿瘤为囊性,呈圆形或结节状,直径数厘米到数十厘米,表面光滑,灰白色或灰黄色,有清晰的扩张血管。切面多为单房性,囊壁薄,内壁光滑,囊内容物为淡黄色清亮液体。若为多房性肿瘤,囊壁内表面常可见密集或稀疏的乳头状突起。

2)观察:卵巢浆液性囊腺瘤标本。

观察要点:完整的巨大囊肿一个,13cm×11cm×7cm大小,外表平滑,壁薄。

(2)成熟畸胎瘤

1)病理变化:畸胎瘤是来源于生殖细胞的肿瘤,分成熟畸胎瘤和未成熟畸胎瘤。成熟畸胎瘤又称成熟囊性畸胎瘤,是最常见的生殖细胞肿瘤,肉眼观,肿瘤呈囊性,充满皮脂样物,囊壁上可见头结,表面附有毛发,可见牙齿。未成熟畸胎瘤在肿瘤组织中查见未成熟组织,肉眼观,肿瘤呈实体分叶状,可含有许多小的囊腔。

2)观察:卵巢囊性畸胎瘤标本。

观察要点:标本为一囊性肿物,仔细观察囊腔内容物,可见骨骼、毛发、牙齿等成分。

3.正常组织

(1)卵巢(卵巢切片,HE染色)

肉眼观察:卵巢实质表面的红色带为白膜。内部空泡是皮质内的生长卵泡。有的卵巢皮质内可见团块状浅染色的黄体。

低倍观察:卵巢皮质位于卵巢的周围部,其内有许多不同发育阶段的卵泡。卵巢髓质位于卵巢的中央部,由疏松结缔组织及血管等构成。

高倍观察:主要观察卵巢皮质。

1)原始卵泡:位于卵巢皮质的浅层。其中央有一个大而圆的初级卵母细胞,染色较浅;围绕在它周围的一层扁平细胞,即卵泡细胞。

2)初级卵泡:体积较原始卵泡大,中央为初级卵母细胞,周围卵泡细胞呈立方形,并由单层变为多层。初级卵母细胞和卵泡细胞之间染成粉红色的嗜酸性均质膜为透明带。

3)次级卵泡:出现卵泡腔,腔内充满卵泡液。卵丘中央为初级卵母细胞,卵母细胞周围的透明带更加清晰,透明带外围的一层卵泡细胞增高为柱状,呈放射状排列,称放射冠。卵泡腔周围的数层卵泡细胞形成卵泡壁,称颗粒层。卵泡周围的卵泡膜分化为两层,内层有丰富的毛细血管和膜细胞,外层胶原纤维较多并含有平滑肌纤维。

4)成熟卵泡:其结构与晚期的生长卵泡相似,但体积更大,并向卵巢表面凸出。这种卵泡因取材不易,很难见到。

5)闭锁卵泡:由发育不同阶段的卵泡退化而成。卵母细胞核固缩,形态不规则;卵泡细胞退化,甚至消失;卵泡腔不规则,透明带弯曲至消失;卵泡膜内层细胞变大形成间质腺。

【思考题】 次级卵泡有哪些结构?

【绘图】 选择一个结构较典型的次级卵泡,在高倍镜下观察完毕后,在低倍镜下绘图。注明初级卵母细胞、透明带、放射冠、卵丘、卵泡腔、卵泡壁和卵泡膜。

（2）示教　黄体(卵巢切片,HE染色)

高倍观察：黄体与结缔组织分界明显；黄体细胞较大,呈圆形或多边形,细胞质染成淡红色,细胞核大而圆,着色较浅；细胞之间的空隙为血窦。

4.病理组织

卵巢黏液性囊腺瘤

（1）病理变化　良性黏液性囊腺瘤的囊腔被覆单层高柱状上皮,核在基底部,核的上部充满黏液,无纤毛,与子宫颈及小肠的上皮相似。

（2）观察　卵巢黏液性囊腺瘤切片。

观察要点：囊壁内被覆单层高柱状上皮,胞质透明,核居基底部,细胞排列整齐,大小形态一致,无异型性,无核分裂象,肿瘤间质主要由纤维结缔组织组成,可含弹性纤维和平滑肌。

（七）输卵管

正常大体

取打开的女性内生殖器标本观察,子宫阔韧带的上缘处是卵巢,外侧端是输卵管腹腔口,内侧端有输卵管子宫口与子宫相通。输卵管自外侧向内侧分为输卵管漏斗(其游离缘有许多指状突起即输卵管伞)、输卵管壶腹、输卵管峡(输卵管紧接着子宫两侧的一段,该段较短且外观较细)、输卵管子宫部。

【思考题】　输卵管结扎宜选择在何处？结扎后为什么对排卵和月经没有影响？

（八）子宫

1.正常大体

取打开的女性内生殖器标本观察,子宫为一壁厚、腔小,上端在输卵管子宫口以上圆凸部分为子宫底；下端呈细柱状部分为子宫颈,其中子宫颈下端伸入阴道内的部分为子宫颈阴道部,其余位于阴道以上部分为子宫颈阴道上部；子宫底与子宫颈之间为子宫体。子宫颈与子宫体相接处较细窄部分称子宫峡。子宫体内呈倒三角形的称子宫腔,位于子宫颈内呈梭形的称子宫颈管。子宫颈管的下口称子宫口。取女性骨盆腔正中矢状切面标本观察,子宫位于盆腔的中央,在直肠与膀胱之间,呈前倾前屈位。两侧有输卵管和卵巢(合称子宫附件)。维持子宫的正常位置的韧带：子宫两侧向盆腔侧壁延续的双层腹膜即子宫阔韧带；子宫颈两侧连于骨盆侧壁的子宫主韧带；起自输卵管与子宫连接处稍下方,向前穿过腹股沟管的子宫圆韧带；起自子宫颈后面,向后绕过直肠两侧的骶子宫韧带。

【思考题】　子宫的形态、位置,维持正常位置的结构有哪些,各有什么作用？

2.病理大体

（1）子宫平滑肌瘤

1)病理变化：多数发生于子宫肌层,一部分可位于黏膜下或浆膜下,脱垂于子宫腔或子宫颈口。肌瘤小者仅镜下可见,大者可超过30cm。单发或多发。多者达数十个。肿瘤表面光滑,界清,无包膜。切面灰白,质韧,编织状或旋涡状。有时肿瘤可出现透明均质的黏液变性或钙化。

2)观察：子宫平滑肌瘤标本。

观察要点:在已切开的子宫壁内可见一体积约 7cm×6cm×7cm 的肿块,色灰红,包膜完整,切面肌纤维排列紊乱。受其挤压子宫腔缩小,说明其生长方式为膨胀性生长。

(2)葡萄胎

1)病理变化:病变局限于宫腔内,不侵入肌层。胎盘绒毛高度水肿,形成透明或半透明的薄壁水泡,内含清亮液体,有蒂相连,形似葡萄。根据绒毛是否全部呈葡萄状改变分为完全性葡萄胎和不完全性葡萄胎。

2)观察:葡萄胎标本。

观察要点:全子宫体积明显增大,宫腔内可见许多壁薄的含透亮液体的囊泡,其间有纤细的纤维性蒂索相连。

(3)绒毛膜癌

1)病理变化:癌结节呈单个或多个,位于子宫的不同部位,大者可突入宫腔,常浸入深肌层,甚而穿透宫壁达浆膜外。由于明显出血坏死,癌结节质软,暗红色或紫蓝色。

2)观察:子宫绒毛膜癌标本。

观察要点:不全切子宫一个,子宫平滑肌壁层见数个暗红色、花生米大小结节。

(4)子宫颈浸润癌

1)病理变化:浸润癌的肉眼观,分为四型:

①糜烂型:病变处黏膜潮红、呈颗粒状,质脆,触之易出血。

②外生菜花型:癌组织主要向子宫颈表面生长,形成乳头状或菜花状突起,表面常有坏死和浅表溃疡形成。

③内生浸润型:癌组织主要向子宫颈深部浸润生长,使宫颈前后唇增厚变硬,表面常较光滑。

④溃疡型:癌组织除向深部浸润外,表面同时有大块坏死脱落,形成溃疡,似火山口状。

2)观察:子宫颈癌标本。

观察要点:全子宫标本,剖面可见一侧宫颈增大,有一大小约 2cm×2cm 的肿物,注意观察颜色、生长方式及与周围组织的关系。

3.正常组织

子宫(子宫切片,内膜为增生期,HE 染色)

肉眼观察:染成紫蓝色的部分为子宫内膜,染成红色的部分,主要是子宫肌层。

低倍观察:由子宫内膜向子宫外膜逐层观察。

1)内膜:浅层为单层柱状上皮,染成淡紫色。上皮深面为固有层,由结构较致密的结缔组织构成,其内可见由单层柱状上皮构成的子宫腺和许多小血管。

2)肌层:为很厚的平滑肌。肌层的层次不很明显,肌层之间有许多较大血管。

3)外膜:浅层为间皮,深层为结缔组织。

【思考题】 增生期与分泌期子宫内膜在结构上的差别。

4.病理组织

(1)葡萄胎

1)病理变化:有三个特点:①绒毛因间质高度疏松水肿黏液变性而增大;②绒毛间质血管消失,或见少量无功能的毛细血管,内无红细胞;③滋养层细胞有不同程度增生,增生的细胞包括合体滋养层细胞和细胞滋养层细胞,两者以不同比例混合存在,并有轻度异型性。滋养层细胞增生为葡萄胎的最重要特征。

2)观察:葡萄胎切片。

观察要点:低倍镜下见绒毛大小不等,间质水肿。高倍镜下见绒毛合体滋养层细胞和细胞滋养层细胞增生活跃,甚至形成细胞结节。绒毛间质水肿;间质内血管减少或消失。

(九)阴道

正常大体

取女性骨盆腔正中矢状切面标本观察,阴道前后略扁,位于盆腔中央、膀胱和尿道的后方、直肠和肛管的前方。阴道上端与子宫颈阴道部之间形成阴道穹;阴道穹的后部最深,紧临直肠子宫陷凹,阴道下端较窄,以阴道口开口于阴道前庭。

【思考题】　直肠子宫陷凹和阴道后穹的关系如何? 有何临床意义?

(十)女阴

正常大体

取成年女阴标本观察,女阴的最外部有阴毛部分,耻骨联合前方的称阴阜,两侧为大阴唇;大阴唇内侧的一对较薄的皮肤皱襞即小阴唇,小阴唇向前包绕阴蒂并形成阴蒂包皮;两侧小阴唇之间的裂隙称阴道前庭,其前部有较小的尿道外口,后部有较大的阴道口。阴道口后外侧有前庭大腺。

(十一)女性乳房

1.正常大体

取成年女性乳房观察,乳房呈半球形,乳房中央有隆起的乳头和周围的乳晕;其内部有围绕乳头呈放射状排列的乳腺小叶和输乳管,行向乳头;乳房表面的皮肤与乳腺小叶之间以及胸肌筋膜与乳腺小叶之间有许多结缔组织小束即乳房悬韧带。

2.病理大体

(1)乳腺浸润性导管癌

1)病理变化:是最常见的乳腺癌类型。多发生在乳腺的外上象限,肿瘤呈灰白色,质硬,切面有砂粒感,无包膜,与周围组织分界不清,活动度差。常可见癌呈树根状侵入邻近组织内,大者可深达筋膜。晚期乳腺癌表面可见乳头下陷和橘皮样外观。如癌组织穿破皮肤,可形成溃疡。

2)观察:乳腺癌标本。

观察要点:乳腺矢状切面,见一大小 3cm×2.5cm 肿物,色灰白,境界不清,如树根样侵入周围脂肪组织中浸润性生长;表面皮肤橘皮样,乳头内陷。

(十二)会阴

正常大体

取男女性会阴标本观察,会阴由以两侧坐骨结节连线为界的前、后两个三角区组成,前部即尿生殖区,后部即肛区;尿生殖区的深部主要有尿生殖膈,男性有尿道、女性有尿道和阴道穿过;肛区深部有盆膈,有肛管穿过;女性阴道与肛门之间有浅层肌腱的止点即会阴中心腱。

(朱祖明　陈　健)

实验报告

实验内容:生殖系统

实验日期_____年_____月_____日

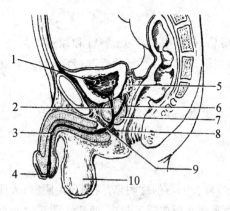

图 3-5-1　男性骨盆正中矢状切面

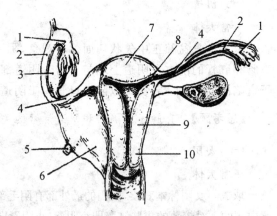

图 3-5-2　女性内生殖器

<table>
<tr><td>

1. _____

2. _____

3. _____

4. _____

5. _____

6. _____

7. _____

8. _____

9. _____

10. _____

</td><td>

1. _____

2. _____

3. _____

4. _____

5. _____

6. _____

7. _____

8. _____

9. _____

10. _____

</td></tr>
</table>

成　绩:_____　　教　师:_____

实验报告

实验内容：生殖系统

实验日期_____年_____月_____日

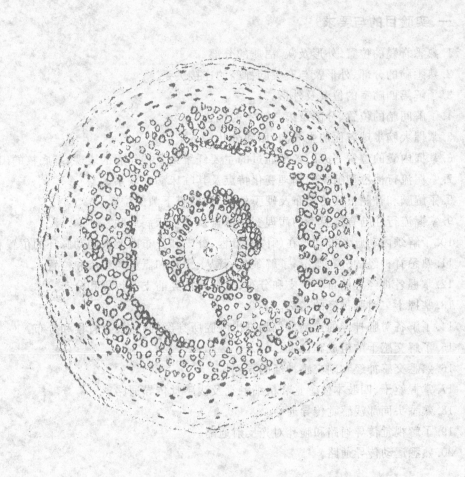

绘图：次级卵泡

材料：_____ 染色：_____ 放大：_____ 成绩：_____ 教师：_____

实验十四　神经系统

一、实验目的与要求

1. 熟悉脊髓的位置、外形及灰、白质的分部。

2. 熟悉脑的分部、外形及与有关脑神经的连接关系。

3. 了解第四脑室的位置及外形。

4. 了解间脑的位置、分部及第三脑室的位置。

5. 掌握大脑半球各面的主要沟、回和分叶。

6. 掌握内囊的位置、分部、各部通过的主要纤维束及损伤后的表现;基底核的组成。

7. 掌握流行性乙型脑炎的病理变化特点及其临床病理联系。

8. 了解脑和脊髓被膜的配布及硬膜外隙、蛛网膜下隙的位置。

9. 掌握流行性脑脊髓膜炎的病理变化特点及其临床病理联系。

10. 了解颈内动脉和椎动脉在颅内的行程、分支和分布以及大脑动脉环的位置和组成。

11. 熟悉脊神经的分布概况;了解颈丛、臂丛、腰丛和骶丛的组成和位置。

12. 掌握各神经丛的重要分支和分布;了解胸神经前支的行程和分布。

13. 掌握十二对脑神经的名称。

14. 了解各对脑神经的连脑部位和进出颅腔所穿经的孔、裂及行程和分布。

15. 了解交感干的组成和位置。

16. 熟悉交感神经和副交感神经的异同。

17. 掌握躯干、四肢本体感觉和精细触觉及浅感觉传导通路。

18. 熟悉头面部浅感觉传导通路。

19. 了解视觉传导通路和瞳孔对光反射通路。

20. 熟悉运动传导通路。

二、实验材料

	正　常	病　理
大　体	1.离体脊髓标本,切除椎管后壁的脊髓标本,脊髓横切面模型 2.整脑标本,脑正中矢状切面标本 3.脑干和间脑标本,电动脑干模型或脑神经核模型,小脑水平切面标本 4.大脑水平切面标本,基底核模型,脑室标本或模型,硬脑膜标本,包有蛛网膜的整脑标本 5.脊神经标本,头颈及上肢肌、血管和神经标本,胸神经标本,腹下壁、下肢肌的血管神经标本 6.头部正中矢状切面标本,三叉神经标本和模型,面部浅层结构标本,切除脑的颅底标本,迷走神经和膈神经标本 7.除去胸、腹脏器的胺中线冠状切胸、腹腔后壁标本 8.躯干、四肢本体感觉和精细触觉传导通路模型,躯干、四肢的浅感觉传导通路模型,头面部的浅感觉传导通路模型,视觉传导通路和瞳孔对光反射通路模型 9.运动传导通路模型	1.流行性脑膜炎标本 2.流行性乙型脑炎标本
组　织		1.流行性脑膜炎切片 2.流行性乙型脑炎切片

三、实验内容

(一)脊髓

正常大体

(1)外形　取离体脊髓标本,脊髓呈前后略扁圆柱状,有颈膨大和腰骶膨大,腰骶膨大以下变细呈圆锥状,为脊髓圆锥;脊髓圆锥向下延伸为终丝。

(2)位置和节段　各对脊神经的根丝连接一段脊髓,称一个脊髓节段,故脊髓分为 31 个节段。

(3)内部结构　脊髓由中央管、灰质和白质构成。在脊髓的横切面上,灰质,呈"H"形,其中心有中央管,中央管前、后的横条灰质分别称灰质前连合和灰质后连合,白质位于灰质的周围。

【思考题】　脊髓颈膨大和腰骶膨大的位置。

(二)脑

1.正常大体

脑分脑干、小脑、间脑和端脑。注意它们的位置关系。

(1)脑干　自下而上由延髓、脑桥、中脑三部分组成。

1)腹侧面

延髓:枕骨大孔至延髓脑桥沟之间。有锥体、锥体交叉、橄榄、舌下神经根、舌咽神经、迷走神经、副神经。

脑桥:有脑桥基底部、脑桥基底沟、桥臂、三叉神经、展神经、面神经、前庭蜗神经、脑桥小脑角。

中脑:以视束与间脑分界,有大脑脚、脚间窝、动眼神经。

2)背侧面

延髓和脑桥:菱形窝(即第四脑室底,下界:薄束结节、楔束结节、小脑下脚;上界:小脑上脚;两侧角:第四脑室外侧隐窝)、左右小脑上脚、前后髓帆、滑车神经、髓纹、界沟、内侧隆起、面神经丘、蓝斑、外侧区、前庭区、听结节、舌下神经三角、迷走神经三角。

中脑:顶盖、上丘、下丘、上丘臂、下丘臂。

3)内部结构:用脑干神经核电动模型显示脑干内神经核团及上、下行纤维束。

4)第四脑室:位于延髓、脑桥和小脑之间的腔室。第四脑室经中脑水管与第三脑室相通,向下通延髓中央管,并借第四脑室正中孔和左、右外侧孔与蛛网膜下隙相通。

【思考题】

1.延髓和脊髓在形体结构上有什么区别?

2.脑神经核根据功能可分为几种?

(2)小脑　观察小脑外形,中部狭窄称小脑蚓,两侧膨大部称小脑半球,小脑下面靠小脑蚓两侧小脑半球突起称小脑扁桃体。

【思考题】　小脑分为哪几叶?各有何功能?

(3)间脑　位于中脑之上,尾状核和内囊的内侧。间脑一般被分成背侧丘脑、后丘脑、上丘脑、下丘脑和底丘脑五个部分。两侧背侧丘脑和下丘脑相互接合,中间夹一矢状腔隙称第三脑室。第三脑室经其两侧的室间孔与侧脑室相通,向下通过中脑水管与第四脑室相通。

1)背侧丘脑又称丘脑,位于间脑背侧部,为一对卵圆形的灰质块,内邻第三脑室,外邻内囊。内部被白质纤维形成的"Y"形内髓板分隔为3个核群:前核群、内侧核群和外侧核群。

【思考题】　背侧丘脑的位置和分部。

2)后丘脑位于丘脑的后面,包括内、外侧膝状体。

3)下丘脑位于丘脑的前下方,其主要结构自前向后有:视交叉、灰结节、乳头体以及漏斗和垂体。下丘脑内的主要核团有视上核和室旁核。

【思考题】　下丘脑包括哪些结构?其主要核团及功能如何?

(4)端脑　又名大脑,主要包括左、右大脑半球。两大脑半球之间的深裂,称大脑纵裂。裂底为连接两大脑半球的白质板,称胼胝体。

1)外形:每侧大脑半球可分为上外侧面、内侧面和下面三个面。大脑半球有外侧沟、中央沟、顶枕沟三个叶间沟,额叶、顶叶、枕叶、颞叶、岛叶五个分叶。大脑半球上外侧面的主要沟和回有中央沟、中央前沟、中央后沟、中央前回、中央后回、额上沟、额下沟、额上回、额中回、额下回、颞上沟、颞横回、角回、缘上回;大脑半球内侧面的主要沟和回有距状沟、扣带回、中央旁小叶、侧副沟、海马旁回及钩。

【思考题】　端脑的外形和分叶。

2)内部结构:大脑半球的表层为灰质称大脑皮质,深部为髓质,内有基底核。大脑半球内的腔室称为侧脑室,其借室间孔与第三脑室相通。

①大脑皮质功能定位:机体的运动、感觉、视觉、听觉、语言活动等功能,在大脑皮质都有相应的中枢部位。第Ⅰ躯体感觉区在中央后回和中央旁小叶后部,第Ⅰ躯体运动区在中央前回和中央旁小叶前部,视区位于距状沟两侧皮质,听区位于颞横回,听觉语言中枢位于缘上回,视觉语言中枢位于角回,书写中枢位于额中回后部,运动性语言中枢位于额下回后部。

【思考题】　第Ⅰ躯体感觉区和第Ⅰ躯体运动区的投影特点。

②基底核:是包埋于大脑髓质中的灰质团块,位于大脑基底部。主要包括尾状核、豆状核、杏仁体等灰质核团。尾状核、豆状核合称纹状体,主要功能是维持骨骼肌的张力,协调肌群运动。

③髓质:根据纤维的行径和联系分为联络纤维、连合纤维和投射纤维。内囊是投射纤维的集中区,位于背侧丘脑、尾状核和豆状核之间,水平切面上呈">　<"形。前部位于尾状核和豆状核之间为内囊前肢,含有额桥束和丘脑前辐射,后部位于豆状核与背侧丘脑之间为内囊后肢,内有皮质脊髓束、皮质红核束和丘脑中央辐射、视辐射、听辐射等,内囊膝介于前后肢之间,有皮质核束通过。

【思考题】　内囊的位置、分部、各部通过的主要纤维束及损伤后的表现。

④边缘系统:由边缘叶及其密切联系的皮层下结构共同组成,与内脏活动、情绪和记忆相关,有"内脏脑"之称。

2.病理大体

流行性乙型脑炎

1)病理变化:发生于脑脊髓实质的变质性炎症。以大脑皮质、基底核和上丘病变最严重,小脑皮质、丘脑和脑桥次之,脊髓病变最轻(仅限于颈段)。肉眼观:①脑膜血管充血水肿,脑沟变浅,脑回增宽;②切面脑组织充血水肿,严重者有散在点状出血,可见粟粒或针尖大小的半透明软化灶,其境界清楚,弥散或聚集分布。

2)观察:流行性乙型脑炎标本。

观察要点:软脑膜血管充血,脑水肿明显,使得脑回变宽,脑沟变窄变浅。切面见脑组织充血水肿,点状出血及粟粒大小的软化灶。

3.病理组织

流行乙型脑炎

1)病理变化:①脑神经细胞变性坏死:神经细胞肿胀,尼氏体消失,胞质内出现空泡,严重者神经细胞发生核固缩、溶解。可见神经细胞卫星现象和噬神经细胞现象。②筛状软化灶形成:灶性神经组织液化性坏死,形成质地疏松、染色较淡的筛网状软化灶;③脑血管改变和炎症反应:脑实质血管扩张充血,血管周围间隙增宽。血管周隙有淋巴细胞、浆细胞和单核细胞呈袖套状浸润;④胶质细胞增生:在小血管或坏死神经细胞旁,见小胶质细胞呈弥漫或局灶性增生,形成小胶质细胞结节。

2)观察:流行性乙型脑炎切片。

观察要点:大脑皮质的切片,可见:①脑组织内血管高度扩张充血,血管周围间隙增宽,大量淋巴细胞、单核细胞围绕血管周围形成袖套状浸润。②多数神经细胞变性、坏死(胞质内尼氏体消失,形成空泡),偶见神经细胞卫星现象(病变的神经细胞周围少突胶质细胞围绕)和嗜神经细胞现象(病变的神经细胞内见小胶质细胞和中性粒细胞侵入)。③灶性的神经组织坏死,形成软化灶,呈筛网状、淡染、圆形、界清、散在分布。④局部小胶质细胞增生聚集,形成胶质细胞结节,多位于小血管或坏死的神经细胞周围。

(三)脑和脊髓的被膜、血管

1.正常大体

(1)脑和脊髓的被膜 取切除椎管后壁的脊髓标本,由外向内逐层可见硬膜、蛛网膜和软膜3层被膜。

1)硬膜:由厚而坚韧的致密结缔组织构成。包裹脊髓的为硬脊膜,包裹脑表面的为硬脑膜。硬脑膜是一厚而坚韧的双层膜,在一定部位,硬脑膜内层折叠成大脑镰,形如镰刀,是硬脑膜内层自颅顶正中线折叠并向内伸展于两半球之间的结构。其前端窄,附于鸡冠,后部宽,向下连于小脑幕的上面。小脑幕呈半月形,水平地位于大脑半球与小脑之间。小脑幕分为两侧颞骨岩部,前缘游离并向后凹陷,称为幕切迹。硬脑膜窦是由硬脑膜的骨膜层在特定部位互相分离而形成的腔隙,在腔隙内面衬有内皮细胞,主要的硬脑膜窦有上矢状窦、下矢状窦、横窦、乙状窦、直窦、窦汇、海绵窦。硬脊膜上方附于枕骨大孔边缘,与硬脑膜相续,向下在平第2骶椎高度形成一盲端,并借终丝附于尾骨。硬脊膜囊内有脊髓和31对脊神经根,每对脊神经根穿硬脊膜囊时被包被形成神经外膜,并与椎间孔周围的结缔组织紧密相连,起固定作用。

2)蛛网膜:由很薄的结缔组织构成,是一层半透明的膜,位于硬脑膜深部,其间有潜在性腔隙为硬脑膜下隙。腔内含有少量液体。蛛网膜跨越脑,被覆于脑的表面,与软脑膜之间有较大的间隙,称为蛛网膜下腔,腔内充满脑脊液。在某些部位,蛛网膜下腔扩展并加深,成为蛛网膜下池,如小脑延髓池、桥池。脑蛛网膜在硬脑膜窦(主要是上矢状窦)的两侧,形成许多颗粒状突起,突入窦内,称蛛网膜粒,脑脊液经此结构渗入窦内,回归静脉。

3)软膜:为一层含有丰富血管的透明结缔组织膜。紧贴脊髓表面的为软脊膜,紧贴脑表面的为软脑膜。在脑室的一定部位,软脑膜及其上的血管与室管膜上皮共同构成脉络组织,其中有些部位血管反复分支成丛,连同其表面的软脑膜和室管膜上皮一起突入脑室形成脉络丛。

【思考题】

1.脑室系统的组成。

2.脑脊液的产生及回流至心脏的途径。

(2)脑和脊髓的血管

1)脑的动脉:主要来源于颈内动脉和椎动脉。颈内动脉供应大脑半球的前2/3和间脑前部,起自颈总动脉,经颈动脉管入颅后,前穿海绵窦至视交叉外侧,分出大脑前动脉、大脑中动脉、脉络丛前动脉、眼动脉和后交通支动脉等分支。椎动脉供应大脑半球的后1/3、间脑后部、小脑、脑干,起自锁骨下动脉,穿第6至第1颈椎横突孔,经枕骨大孔入颅腔,行于延髓腹侧,在脑桥下缘,左、右椎动脉合成基底动脉,沿脑桥基底沟上行至脑桥上缘,分为左、右大脑后动脉。大脑动脉环(Willis环)位于脑底下方、蝶鞍上方,环绕视交叉、灰结节、乳头体周围,由前交通动脉、两侧大脑前动脉始段、两侧颈内动脉末段、两侧后交通动脉和两侧大脑后动脉始段吻合而成。此环使两侧颈内动脉系与椎－基底动脉系相交通。

【思考题】

1.脑的动脉来源。

2.大脑动脉环的组成。

2)脑的静脉:不与动脉伴行,可分浅、深两组,且两者之间有吻合,分别汇入邻近的硬脑膜窦,最后汇入颈内静脉。

3)脊髓的动脉:脊髓的动脉来源于椎动脉和节段性动脉。椎动脉发出脊髓前动脉和脊髓后动脉,在下行过程中不断有节段性动脉(颈升动脉、肋间后动脉和腰动脉)的分支加入。

4)脊髓的静脉:如同动脉,位于脊髓的前面、后面。脊髓的静脉血多数注入硬膜外隙的静脉丛,后者还收集来自硬脊膜和椎骨的静脉,并与脊柱以外的静脉有联系。

2.病理大体

流行性脑脊髓膜炎

(1)病理变化　发生于脑脊髓膜的急性化脓性炎。肉眼观:①脑脊膜血管高度扩张充血;②严重区域蛛网膜下腔充满灰黄色脓性渗出物,覆盖于脑沟、脑回,导致结构不清;病变较轻区域可见脓性渗出物沿血管分布,以大脑顶叶和额叶的病变明显;③脓性渗出物可累及大脑凸面矢状窦或脑底视神经交叉及邻近各池,由于炎性渗出物的阻塞,脑脊液循环发生障碍时,可引起脑室不同程度扩张。

(2)观察:流行性脑膜炎标本。

观察要点:脑膜血管高度扩张充血,蛛网膜下腔充满黄色脓性渗出物,覆盖脑沟脑回,使脑的沟回结构模糊不清。

3.病理组织

流行性脑脊髓膜炎

(1)病理变化　①蛛网膜下腔血管高度扩张充血;②蛛网膜下腔增宽,其内见大量中性粒细胞(脓细胞)、浆液及纤维素渗出,少量淋巴细胞、单核细胞浸润;革兰染色可找见细菌;④近脑膜的脑实质轻度充血、水肿。

(2)观察:流行性脑膜炎切片。

观察要点:蛛网膜下腔血管扩张充血,蛛网膜下腔间隙增宽,有大量脓性渗出物(高倍镜下可见大量中性粒细胞,脓细胞,少量单核细胞、淋巴细胞和纤维素等)。软脑膜下脑皮质正常。

(四)脊神经

1.正常大体

脊神经连于脊髓,共 31 对:8 对颈神经、12 对胸神经、5 对腰神经、5 对骶神经、1 对尾神经,分布在躯干、腹侧面和四肢的肌肉中,主管颈部以下的感觉和运动。每对脊神经借前根和后根与脊髓相连。前、后根均由许多神经纤维束组成的根丝所构成,前根属运动性,由位于脊髓灰质前角和侧角(侧角位于 T1~L3 节段)及骶髓副交感核(S2~4)的运动神经元轴突组成;后根属感觉性,由脊神经节内假单极神经元的中枢突组成,后根较前根略粗,后根在椎间孔附近有椭圆形膨大,称脊神经节,前后根在椎间孔处合成一条脊神经干,脊神经干很短,出椎间孔后立即分为前支、后支、脊膜支和交通支。除胸神经前支保持着明显的节段性外,其余脊神经的前支则交织成丛,然后再分支分布。脊神经前支形成的丛有颈丛、臂丛、腰丛和骶丛。

(1)颈丛　由第 1～4 颈神经前支组成。它发出皮支和肌支,皮支分布到颈前部皮肤,较集中于胸锁乳突肌后缘中点附近浅出。肌支分布于颈部部分肌肉(颈部深肌)、舌骨下肌群和肩胛提肌,其中最主要的是膈神经。膈神经为混合性神经,它由第 3～5 颈神经前支发出,下穿经胸腔至膈肌,主要支配膈肌的运动以及心包、部分胸膜和腹膜的感觉。

(2)臂丛　由第 5～8 颈神经前支和第 1 胸神经前支的大部分组成。先位于颈根部,后伴锁骨下动脉经斜角肌间隙和锁骨后方进入腋窝。其间几经相互编织,可分为根、干、股、束四段,并发出许多分支,在腋窝臂丛形成三个束,即外侧束、内侧束和后束,包绕腋动脉。臂丛的主要分支如下:

1)肌皮神经:自外侧束发出,支配臂前群肌和前臂外侧的皮肤。

2)正中神经:由内侧束和外侧束各发出一支合成,支配前臂前群肌的大部分,手鱼际肌及手掌面桡侧三个半指的皮肤。

3)尺神经:由内侧束发出,支配前臂前群肌尺侧的小部分肌肉、手小鱼际肌和手肌中间群的大部分以及手掌面尺侧一个半指和手背面尺侧二个半指的皮肤。

4)桡神经:发自后束,支配臂及前臂后群肌、臂及前臂背侧面皮肤和手背面桡侧二个半指的皮肤。

5)腋神经:由后束发出,支配三角肌、小圆肌及三角肌区和臂外侧面的皮肤。

【思考题】　正中神经、尺神经、桡神经及腋神经损伤后的主要表现。

(3)胸神经　共 12 对,其中第 1～11 对胸神经前支位于相应的肋间隙中,称肋间神经;第 12 对胸神经前支位于第 12 肋下缘,叫肋下神经。下 6 对胸神经前支除支配相应的肋间肌及皮肤外,还支配腹前、外侧壁的肌肉和皮肤。

【思考题】　胸神经的节段性分布。

(4)腰丛　由第 12 胸神经前支的一部分,第 1～3 腰神经前支和第 4 腰神经前支的一部分组成。位于腰椎两侧,腰大肌的深面,其主要分支有:

1)股神经:是腰丛中最大的神经,发出后,先在腰大肌与髂肌之间下行,在腹股沟中点稍外侧,经腹股沟韧带深面、股动脉外侧到达股三角,随即分为数支:①肌支:支配耻骨肌、股四头肌和缝匠肌。②皮支:分布于大腿和膝关节前面的皮肤;最长的皮支称隐神经,是股神经的终支,伴随股动脉入收肌管下行,至膝关节内侧浅出至皮下后,伴随大隐静脉沿小腿内侧面下降至足内侧缘,分布于髌下、小腿内侧面和足内侧缘的皮肤。

2)闭孔神经:自腰丛发出后,于腰大肌内侧缘穿出,循小骨盆侧壁前行,穿闭膜管出小骨盆,分前、后两支,分别经短收肌前、后面进入大腿内收肌群,其肌支支配闭孔外肌、大腿内收肌群;皮支分布于大腿内侧面的皮肤。闭孔神经前支发出支配股薄肌的分支先入长收肌,约在股中部,从长收肌穿出进入股薄肌。临床上在用股薄肌代替肛门外括约肌的手术中,应注意保留此支。

3)髂腹下神经:出腰大肌外缘,经肾后面和腰方肌前面行向外下,在髂嵴上方进入腹内斜肌和腹横肌之间,继而在腹内、外斜肌间前行,终支在腹股沟管浅环上方穿腹外斜肌腱膜至皮下。其皮支分布于臀外侧部、腹股沟区及下腹部皮肤,肌支支配腹壁肌。

4)髂腹股沟神经：在髂腹下神经的下方，走行方向与该神经略同，在腹壁肌之间并沿精索浅面前行，终支自腹股沟管浅环外出，分布于腹股沟部和阴囊或大阴唇皮肤，肌支支配腹壁肌。

5)生殖股神经：自腰大肌前面穿出后，在该肌浅面下降；皮支分布于阴囊(大阴唇)、股部及其附近的皮肤；股支支配提睾肌。

6)股外侧皮神经：自腰大肌外缘走出，斜越髂肌表面，达髂前上棘内侧，经腹股沟韧带深面至大腿外侧部的皮肤。

(5)骶丛　由第4腰神经前支的一部分与第5腰神经前支合成的腰骶干以及骶、尾神经的前支编织而成，位于骶骨和梨状肌前面，分支分布于会阴部、臀部、股后部、小腿和足的肌肉与皮肤。其分支主要有：

1)坐骨神经：是全身最粗大的神经，经梨状肌下孔出盆腔，在臀大肌深面，经坐骨结节与股骨大转子之间至股后，在股二头肌深面下降，一般在腘窝上方分为胫神经和腓总神经。在股后部发出肌支支配大腿后群肌。自坐骨结节与股骨大转子之间的中点到股骨内、外侧髁之间中点的连线的上2/3段为坐骨神经的体表投影。坐骨神经痛时，常在此投影线上出现压痛。

2)胫神经：为坐骨神经本干的直接延续。在腘窝内与腘血管伴行，在小腿经比目鱼肌深面伴胫后动脉下降，过内踝后方，在屈肌支持带深面分为足底内侧神经和足底外侧神经二终支入足底。

3)腓总神经：自坐骨神经发出后沿股二头肌内侧走向外下，绕腓骨颈外侧向前，穿腓骨长肌分为腓浅和腓深神经。腓总神经的分布范围是小腿前、外侧群肌和小腿外侧、足背和趾背的皮肤。①腓浅神经：在腓骨长、短肌与趾伸肌之间下行，分出肌支支配腓骨长、短肌，在小腿下1/3处浅出为皮支，分布于小腿外侧，足背和第2~5趾背侧皮肤。②腓深神经：与胫前动脉相伴而行，先在胫骨前肌和趾长伸肌间，后在胫骨前肌与姆长伸肌之间下行至足背，分布于小腿肌前群、足背肌及第1、2趾背面的相对缘皮肤。

4)臀上神经：伴臀上动、静脉经梨状肌上孔出盆腔，行于臀中、小肌间、支配臀中、小肌和阔筋膜张肌。

5)臀下神经：伴臀下动、静脉经梨状肌下孔出盆腔，达臀大肌深面，支配臀大肌。

6)阴部神经：伴阴部内动、静脉出梨状肌下孔，绕坐骨棘经坐骨小孔入坐骨直肠窝，向前分支分布于会阴部和外生殖器的肌和皮肤。

7)股后皮神经：出梨状肌下孔，至臀大肌下缘浅出，主要分布于股后部和腘窝的皮肤。

【思考题】　胫神经、腓总神经损伤后的主要表现。

(五)脑神经

1.正常大体

脑神经共12对，它们各自的连脑部位已分别在脑干、间脑和端脑中观察，现在主要观察各对脑神经出颅时，所穿过的孔、裂及其行程、分支和分布。

(1)各对脑神经出颅时所穿的孔、裂　①嗅神经穿过筛板；②视神经穿视神经管入眶；③动眼神经、滑车神经、展神经和三叉神经的分支眼神经与上颌神经，穿过海绵窦后，除上颌神经经圆孔出颅外，其余各脑神经均经眶上裂入眶；④三叉神经的分支下颌神经穿卵圆孔出颅腔；⑤面神经和前庭蜗神经入内耳门；⑥舌咽神经、迷走神经和副神经穿过颈静脉孔至颅外；⑦舌下神经则穿舌下神经管出颅腔。

【思考题】 12 对脑神经进出颅和脑的部位。

(2)各对脑神经的行程、分支和分布

1)嗅神经:由内脏感觉纤维组成,由上鼻甲以上和对应的鼻中隔以上部黏膜内的嗅细胞中枢突聚集而成,包括 20 多条嗅丝,嗅神经穿过筛孔进入颅前窝,连于嗅球传导嗅觉。颅前窝骨折延及筛板时,可撕脱嗅丝和脑膜,造成嗅觉障碍,脑脊液也可流入鼻腔。

2)视神经:由视网膜节细胞的轴突在视神经盘处会聚,再穿过巩膜而构成视神经。视神经在眶内行向后内,穿视神经管入颅窝,连于视交叉,再经视束连于间脑。

3)动眼神经:为运动性神经,含有躯体运动和内脏运动两种纤维。躯体运动纤维起于中脑动眼神经核,内脏运动纤维起于动眼神经副核。动眼神经自脚间窝出脑,紧贴小脑幕缘及后床突侧方前行,进入海绵窦侧壁上部,再经眶上裂入眶,立即分为上、下两支。上支细小,支配上直肌和上睑提肌;下支粗大,支配下直肌、内直肌和下斜肌。由下斜肌支分出一个小支叫睫状神经节短根,它由内脏运动纤维(副交感)组成,进入睫状神经节交换神经元后,分布于睫状肌和瞳孔括约肌,参与瞳孔对光反射和调节反射。

4)滑车神经:为运动性神经,起于中脑下丘平面对侧滑车神经核,自中脑背侧下丘方出脑;自脑发出后,绕过大脑脚外侧前行,穿经海绵窦外侧壁向前,经眶上裂入眶,越过上直肌和上睑提肌向前内侧行,支配上斜肌。

5)三叉神经:是面部最粗大的神经,它的运动部分从脑桥与脑桥臂交界处出脑,再并入下颌神经,一同经卵圆孔穿出颅部。而它的感觉部分的胞体组成位于颞骨岩部尖端的三叉神经节。三叉神经节向前发出 3 支由周围突组成的 3 条大的分支,至内向外依次为眼神经、上颌神经及下颌神经。眼神经在 3 支中最小,只含有躯体感觉纤维,眼神经向前进入海绵窦外侧壁,经眶上裂入眶,分布于额顶部、上睑和鼻背皮肤,以及眼球、泪腺、结膜和部分鼻腔黏膜。上颌神经也是躯体感觉神经,自三叉神经节发出后,立即进入海绵窦外侧壁,之后经圆孔出颅,进入翼腭窝,再经眶下裂入眶,续为眶下神经。上颌神经分支分布于上颌各牙、牙龈、上颌窦、鼻腔和口腔的黏膜以及睑裂间的面部皮肤以及部分硬脑膜。下颌神经为混合神经,是三支中最粗大的分支。自三叉神经节发出后,经卵圆孔出颅腔达颞下窝,立即分为许多支。其中内脏运动纤维支配咀嚼肌,躯体感觉纤维分布于下颌各牙、牙龈、舌前 2/3 和口腔底黏膜以及耳颞区和口裂以下的面部皮肤。

【思考题】 三叉神经的三大分支的走行、纤维性质及分支分布范围。

6)展神经:是躯体运动神经,于脑桥延髓之间正中线两旁离脑,在鞍背外侧方穿硬脑膜进入海绵窦内,在颈内动脉外侧行向前出海绵窦,继而经眶上裂内端入眶,至外直肌。

7)面神经:由两个根组成,一是较大的运动根,自脑桥小脑角区,脑桥延髓沟外侧部出脑;另一是较小的混合根,称中间神经,自运动根的外侧出脑,两根进入内耳门合成一干,穿内耳道底进入与中耳鼓室相邻的面神经管,先水平走行,后垂直下行由茎乳孔出颅,向前穿过腮腺到达面部,在面神经管内有膨大的膝神经节。面神经穿经面神经管及最后穿出腮腺时都发出许多分支。面神经管内的分支主要有:鼓索,传导味觉冲动及支配下颌下腺和舌下腺的分泌;岩大神经,也称岩浅大神经,含副交感分泌纤维,支配泪腺、腭及鼻黏膜的腺体分泌;镫骨肌神经:

支配鼓室内的镫骨肌。颅外分支:面神经出茎乳孔后即发出 3 小支,支配枕肌、耳周围肌、二腹肌后腹和茎突舌骨肌。面神经主干前行进入腮腺实质,在腺内分支组成腮腺内丛发分支至腮腺前缘,分布于面部诸表情肌。颞支:支配额肌和眼轮匝肌;颧支:3～4 支,支配眼轮匝肌及颧肌;颊支:3～4 支,支配颊肌、口轮匝肌及其他口周围肌;下颌缘支:分布于下唇诸肌;颈支:支配颈阔肌。

【思考题】　面神经管内、管外损伤的临床表现。

8)前庭蜗神经:由蜗神经和前庭神经组成,属躯体感觉神经。前庭神经传导平衡觉。感觉神经元的胞体在内耳道底聚集成前庭神经节,周围突穿内耳道底,分布于内耳球囊斑、椭圆囊斑和壶腹嵴中的毛细胞,中枢突组成前庭神经,经内耳门入脑,终于脑干的前庭核群和小脑。蜗神经传导听觉。其双极神经元的胞体在蜗轴内聚集成蜗神经节(蜗螺旋神经节),其周围突分布至内耳螺旋器上的毛细胞,中枢突组成蜗神经,经内耳门入颅腔,于脑桥延髓沟入脑,终于脑干蜗神经前、后核。

9)舌咽神经:主要控制茎突咽肌、腮腺、部分味蕾和收集来自耳部后部的感觉等舌咽神经的根丝,自延髓橄榄后沟前部出脑,与迷走神经和副神经同出颈静脉孔。在孔内神经干上有膨大的上神经节,出孔时又形成一稍大的下神经节。舌咽神经出颅后先在颈内动、静脉间下降,然后呈弓形向前,经舌骨舌肌内侧达舌根。其分支如下:鼓室神经发自下神经节,进入鼓室,在鼓室内侧壁的黏膜内与交感神经纤维共同形成鼓室丛,发出许多小支,分布至鼓室、乳突小房和咽鼓管的黏膜。鼓室神经的终支为岩小神经,含副交感纤维,出鼓室入耳神经节,交换神经元后,经耳颞神经分布于腮腺,控制其分泌。颈动脉窦支,1～2 支,在颈静脉孔下方发出,沿颈内动脉下降,分布于颈动脉窦和颈动脉小球;颈动脉窦是压力感受器,颈动脉小球是化学感受器,分别感受血压和血液中二氧化碳浓度的变化,反射性地调节血压和呼吸。舌支为舌咽神经的终支,经舌骨舌肌深面,分布于舌后 1/3 的黏膜和味蕾,司黏膜的一般感觉和味觉。此外,舌咽神经还发出咽支、扁桃体支和茎突咽肌支等。

10)迷走神经:是脑神经中行程最长,分布范围最广的神经,于舌咽神经根丝的下方自延髓橄榄的后方出入脑,经颈静脉孔出颅腔。之后下行于颈内、颈总动脉与颈内静脉之间的后方,经胸廓上口入胸腔。在胸部,左、右迷走神经的走行和位置各异。左迷走神经在左颈总动脉与左锁骨下动脉之间下降至主动脉弓的前面,经左肺根的后方,分出数小支分别加入左肺丛,然后在食管前面分散成若干细支参与构成食管前丛,并向下延续成迷走神经前干。右迷走神经经右锁骨下动脉的前面,沿气管右侧下降,继在右肺根后方分出数支,参加右肺丛,然后分出分支在食管后面构成食管后丛,在食管下端合成迷走神经后干。迷走神经前、后干向下与食管一起穿膈的食管裂孔进入腹腔,至贲门附近,前、后干分为喉上神经、颈心支、喉返神经,注意喉上、喉返神经与甲状腺动脉的解剖应用关系。

11)副神经:由颅根和脊髓根组成。颅根的纤维为内脏运动纤维,起自疑核,自迷走神经根下方出脑后与脊髓根同行,经颈静脉孔出颅,加入迷走神经,支配咽喉肌。脊髓根的纤维为内脏运动纤维,起自脊髓颈部的副神经脊髓核,由脊神经前后根之间出脊髓,在椎管内上行,经枕骨大孔入颅腔,与颅根汇合一起出颅腔。出颅腔后,又与颅根分开,绕颈内静脉行向外下,经胸锁乳突肌深面继续向外下斜行进入斜方肌深面,分支支配此二肌。

12)舌下神经:主要由躯体运动纤维组成。支配舌肌运动。由舌下神经核发出,自延髓的前外侧沟出脑,经舌下神经管出颅,下行于颈内动、静脉之间,弓形向前达舌骨舌肌的浅面,在舌神经和下颌下腺管的下方穿颏舌肌入舌,支配全部舌内肌和舌外肌。

(六)内脏神经

1. 正常大体

内脏神经可分为内脏运动神经和内脏感觉神经两种。内脏运动神经按其功能和分布又可分为交感神经和副交感神经。

(1)交感神经 低级中枢位于胸1至腰3节段的脊髓灰质侧角,神经元的轴突形成节前纤维,随脊髓前根和脊神经至交感神经节。交感神经节是交感神经节后神经元胞体的所在部位。可分为椎旁节和椎前节,椎旁节纵行排列于脊柱两侧,有20余个,节与节之间由神经纤维(节间支)相连,形成交感干。

交感干上的神经节借交通支与脊神经相连。交通支可分白交通支和灰交通支。

交感神经的分布:

颈部:发出的节后纤维有3种去向:经灰交通支伴颈神经分布至头颈部及上肢的血管、汗腺、竖毛肌等;至邻近的血管形成血管丛,颈内动脉丛、颈外动脉丛、锁骨下丛、椎动脉丛等;直接形成神经,如心上、中、下神经等。

胸部:胸交感神经节发出节后纤维有3种去向。经灰交通支伴12对胸神经分布至胸腹壁血管、汗腺、竖毛肌等;上5对胸节发出分支形成丛,胸主动脉丛、食管丛、肺丛、心丛等;直接形成神经,如内脏大、小神经等。

腰部和盆部:同颈部和胸部,有三种去向。

【思考题】 内脏大神经和内脏小神经的概念。

(2)副交感神经 低级中枢位于脑干的副交感神经核和脊髓骶2~4节段的中间带外侧核,由此发出的节前纤维,随有关的脑神经(Ⅲ、Ⅶ、Ⅸ、Ⅹ)和骶神经,至器官旁或器官内的副交感神经节,节后神经元发出的节后纤维分布于心肌、平滑肌和腺体。

【思考题】 交感神经和副交感神经的异同点。

(七)神经系统传导通路

1. 正常大体

神经系统内传导某一特定信息的通路。又称传导通路。传导通路一般是由数级神经元组成的一个神经链,它能传导某种特定信息,如视、听或随意运动的冲动等。按照信息的传导方向可把神经通路分为上行性和下行性两种。前者主要是向高位中枢包括大脑皮层,输入感觉信息,又称感觉传导通路;后者主要是传递控制肢体及内脏运动的信息,又称运动传导通路。

(1)感觉传导通路 包括来自皮肤的浅部感觉和深部感觉两类。浅部(皮肤)感觉有痛觉、温(度)觉和触(压)觉。深部感觉又称本体感觉,是来自肌、腱、关节的位置觉、运动觉和振动觉。

1)浅感觉传导通路

①躯干、四肢浅感觉传导通路的第一级感觉神经元位于脊神经节内,其树突构成脊神经中的感觉纤维,分布在皮肤内,其轴突形成脊神经后根。后根进入脊髓后,在脊髓灰质后角更换

神经元(第二级神级元)。其纤维立即斜越到对侧,痛觉与温觉在脊髓侧索上行,粗触觉和压觉在脊髓前索上行,两者共同组成脊髓丘脑束,上行至丘脑。在背侧丘脑腹后外侧核再次更换神经元(第三级神经元),换元后发出纤维参与组成丘脑中央辐射再上行经内囊,投射至大脑皮层中央后回的上 2/3 及中央旁小叶后部的感觉区。

【思考题】 左小腿内侧皮肤的痛觉传入途径。

②头面部浅感觉传导通路的第一级感觉神经元位于三叉神经半月节内,其树突构成三叉神经内的感觉纤维,分布至头面部皮肤感觉;轴突经三叉神经根进入脑桥后,其中传导触觉的纤维止于三叉神经脑桥,而传导痛、温觉的纤维止于三叉神经脊束核,两者均为第二级神经元,换元后的纤维交叉至对边上行,组成三叉丘系,经脑干各部止于背侧丘脑腹后内侧核(第三级神经元),更换神经元后的纤维参与组成丘脑中央辐射经内囊投射至中央后回下 1/3 的感觉区。

2)躯干、四肢深感觉传导通路

第一级神经元的细胞体位于脊神经节内,其树突分布于肌肉、肌腱及关节内,轴突随脊神经根进入脊髓后,在同侧后索内上行组成薄束和楔束,终止于延髓的薄束核和楔束核,在此更换第二级神经元后,纤维交叉到对侧,组成内侧丘系。再上行经脑干到达丘脑,并在背侧丘脑腹后外侧核更换第三级神经元。换元后的纤维参与组成丘脑中央辐射,经内囊投射至中央后回的上 2/3 及中央旁小叶后部的感觉区。

【思考题】 右手虎口区精细触觉的传入途径。

3)视觉传导通路

第一级神经元为视网膜的双极细胞,其周围支与形成视觉感受器的视锥细胞和视杆细胞形成突触,中枢支与节细胞形成突触。第二级神经元是节细胞,其轴突在视神经盘处集合向后穿巩膜形成视神经。视神经向后经视神经管入颅腔,形成视交叉后,延为视束。在视交叉中,只有一部分纤维交叉,即来自两眼视网膜鼻侧半的纤维交叉,走在对侧视束中;颞侧半的不交叉,走在同侧视束中。因此,左侧视束含有来自两眼视网膜左侧半的纤维,右侧视束含有来自两眼视网膜右侧半的纤维。视束行向后外,绕大脑脚,多数纤维止于外侧膝状体。第三级神经元的胞体在外侧膝状体内,它们发出的轴突组成视辐射,经内囊后肢,终止于大脑距状沟周围的枕叶皮质(视区)。

【思考题】 左侧视束或视神经受损,会出现怎样的视觉障碍?

4)瞳孔对光反射通路

光照一侧瞳孔,引起双侧瞳孔缩小的反应,称为瞳孔对光反射。瞳孔对光反射通路,又称光反射通路,是从视网膜起始,经视神经、视交叉和视束,再经上丘臂到达顶盖前区,此区发出的纤维止于两侧的动眼神经副核。动眼神经副核的轴突(副交感神经节前纤维)经动眼神经到睫状神经节更换神经元,节后纤维支配瞳孔括约肌,引起双侧瞳孔缩小。光反射通路任何一处损坏均可导致光反射减弱或消失。

【思考题】 左侧动眼神经受损时,光照左眼,直接对光反射及间接对光反射是否存在?

（2）运动传导通路

1）锥体系：主要由中央前回的锥体细胞的轴突所组成。这些纤维下行经内囊、大脑脚底、脑桥基底、延髓锥体等结构，其中中途终于脑干者称为皮质核束（皮质脑干束），继续下降进入脊髓者称为皮质脊髓束。

①皮质核束：中央前回下部等处皮质中的锥体细胞的轴突集合成皮质核束，经内囊膝，下行至中脑，走在大脑脚底中间 3/5 的内侧部。此后，陆续分出一部分纤维，终止于脑干内两侧的躯体运动核和内脏运动核，包括动眼神经核、滑车神经核、三叉神经运动核、展神经核、面神经核（支配眼裂以上面肌）、疑核和副神经核。这些脑神经运动核细胞发出的轴突组成脑神经的运动纤维，分布到同侧眼球外肌、睑裂以上的面肌（枕额肌的额腹和眼轮匝肌等）、咀嚼肌、腭肌、咽肌、喉肌、胸锁乳突肌和斜方肌等，管理这些肌肉的随意运动。另一部分纤维则终止于对侧的面神经核（支配睑裂以下面肌）和舌下神经核。

【思考题】　左侧面神经核上瘫和核下瘫各有什么临床表现？

②皮质脊髓束：中央前回中、上部和中央旁小叶前部以及其他一些皮质区域锥体细胞的轴突集合组成皮质脊髓束，经内囊后肢下行，至中脑的大脑脚底，占其中间 3/5 的外侧部；然后至脑桥基底部，分散成大小不等的纤维束下行；至延髓锥体，纤维又集拢形成一束。在锥体下端，绝大部分纤维左右相互交叉，形成锥体交叉。交叉后的纤维至对侧脊髓外侧索的后外侧部下行，形成皮质脊髓侧束。皮质脊髓侧束的纤维在下行过程中陆续止于同侧脊髓各节的前角运动细胞。

2）锥体外系：主要传导通路有 2 条。

①皮层纹状体通路：由大脑皮层（主要来自额叶和顶叶）发出的纤维到纹状体，由它发出纤维到中脑的红核、黑质等处，黑质发出纤维到脑桥、延髓的网状结构，最后抵达脊髓前角运动神经元。

②皮层、脑桥、小脑通路：从各大脑皮层（额叶，颞叶，枕叶）发出的纤维到脑桥核，换元后发出纤维交叉到对侧，经脑桥臂止于小脑皮层，然后由小脑皮层发出纤维经齿状核（小脑深部的核团）、红核下行至脊髓前角运动神经元。

（陈浩浩　沈　健）

实验报告

实验内容：神经系统

实验日期_____年_____月_____日

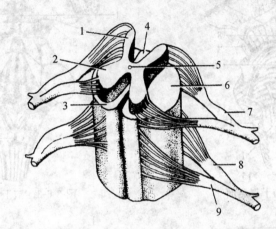

图 3-6-1　脊髓结构示意图

1._____ 　　6._____

2._____ 　　7._____

3._____ 　　8._____

4._____ 　　9._____

5._____

　　　　　　　　成　绩：_____　教　师：_____

实验报告

实验内容:神经系统

实验日期_____年_____月_____日

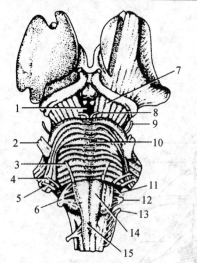

图 3-6-2　脑干腹侧面

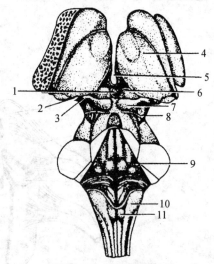

图 3-6-3　脑干背侧面

1._____

2._____

3._____

4._____

5._____

6._____

7._____

8._____

9._____

10._____

11._____

12._____

13._____

14._____

15._____

1._____

2._____

3._____

4._____

5._____

6._____

7._____

8._____

9._____

10._____

11._____

成　绩:_____　　　教　师:_____

实验报告

实验内容:神经系统

实验日期_____年_____月_____日

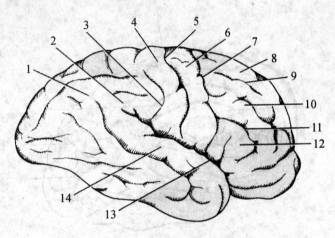

图 3-6-4 大脑半球上外侧面

1. _____

2. _____

3. _____

4. _____

5. _____

6. _____

7. _____

8. _____

9. _____

10. _____

11. _____

12. _____

13. _____

14. _____

成　绩:_____ 教　师:_____

实验报告

实验内容：神经系统

实验日期_____年_____月_____日

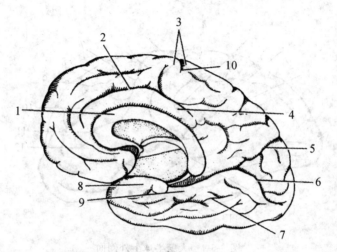

图 3-6-5　大脑半球内侧面

1._____   6._____

2._____   7._____

3._____   8._____

4._____   9._____

5._____   10._____

成　绩：_____　　教　师：_____

实验报告

实验内容：神经系统

实验日期＿＿＿＿＿年＿＿＿＿＿月＿＿＿＿＿日

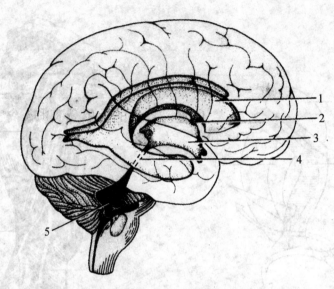

图 3-6-6　脑的正中矢状切面

1.＿＿＿＿＿＿＿＿＿＿＿＿　　　　4.＿＿＿＿＿＿＿＿＿＿＿＿

2.＿＿＿＿＿＿＿＿＿＿＿＿　　　　5.＿＿＿＿＿＿＿＿＿＿＿＿

3.＿＿＿＿＿＿＿＿＿＿＿＿

成　绩：＿＿＿＿＿＿＿＿　教　师：＿＿＿＿＿＿＿＿＿＿

实验报告

实验内容：神经系统

实验日期_____年_____月_____日

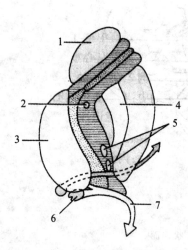

图 3-6-7　内囊模式图

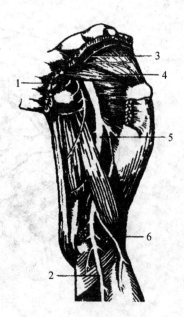

图 3-6-8　下肢神经

1._____
2._____
3._____
4._____
5._____
6._____
7._____

1._____
2._____
3._____
4._____
5._____
6._____

成　绩：_____　　教　师：_____

实验报告

实验内容：神经系统

实验日期＿＿＿＿＿年＿＿＿＿＿月＿＿＿＿＿日

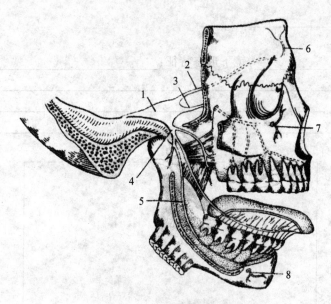

图 3-6-9 三叉神经

1.＿＿＿＿＿＿＿＿＿＿＿＿   5.＿＿＿＿＿＿＿＿＿＿＿＿

2.＿＿＿＿＿＿＿＿＿＿＿＿   6.＿＿＿＿＿＿＿＿＿＿＿＿

3.＿＿＿＿＿＿＿＿＿＿＿＿   7.＿＿＿＿＿＿＿＿＿＿＿＿

4.＿＿＿＿＿＿＿＿＿＿＿＿   8.＿＿＿＿＿＿＿＿＿＿＿＿

成 绩：＿＿＿＿＿＿＿ 教 师：＿＿＿＿＿＿＿＿＿

实验报告

实验内容:神经系统

实验日期_____年_____月_____日

病理组织

切片:35#

组　　织:_____

观察要点:

1.软化灶的部位在_____,镜下形态特征:_____

_____。

2.何谓围管性浸润:_____

_____。

【绘图】

病理诊断:_____(放大倍数:_____)

切片:36#

组　　织:_____

观察要点:

1.蛛网膜下腔的内容物有:_____

_____。

【绘图】

病理诊断：＿＿＿＿＿＿＿＿＿＿＿＿＿＿＿＿＿＿＿＿＿＿（放大倍数：＿＿＿＿＿＿＿＿＿＿＿）

实验十五　内分泌系统

一、实验目的与要求

1. 熟悉内分泌器官和内分泌组织的基本概念。
2. 熟悉内分泌腺和外分泌腺的主要特点及两者区别。
3. 熟悉甲状旁腺及松果体的解剖位置和形态。
4. 掌握垂体、甲状腺、肾上腺的位置和形态。
5. 掌握甲状腺的结构特点。
6. 掌握弥漫性非毒性甲状腺肿与弥漫性毒性甲状腺肿的病理变化。
7. 熟悉甲状腺腺癌与甲状腺腺瘤的肉眼及组织学不同特点。
8. 掌握肾上腺皮质各带的细胞形态特点及髓质嗜铬细胞的形态学特点。
9. 了解下丘脑与腺垂体、下丘脑与神经垂体的关系。

二、实验材料

	正　常	病　理
大　体	1. 半身人体模型,头颈部矢状切面标本 2. 新生儿的内分泌系统原位标本(已解剖出甲状腺、甲状旁腺、胸腺、肾上腺) 3. 喉和气管带甲状腺的标本 4. 保留有脑垂体、松果体的整脑标本 5. 重要的内分泌器官模型及相关视频	1. 弥漫性胶样甲状腺肿伴结节形成 2. 弥漫性毒性甲状腺肿标本 3. 甲状腺腺瘤标本 4. 甲状腺乳头状癌标本
组　织	1. 垂体切片 2. 甲状腺切片 3. 肾上腺切片 4. 松果体切片 5. 甲状旁腺切片	1. 毒性甲状腺肿切片 2. 甲状腺乳头状癌切片

三、实验内容

(一)垂体

1. 正常大体

利用头部正中矢状切面标本,保留有脑垂体、松果体的整脑标本和垂体模型观察辨认。

(1)位置及分部　垂体位于颅中窝蝶骨体上面的垂体窝内,硬脑膜形成的鞍隔下方。垂体借其上方的漏斗穿过鞍隔连于下丘脑,分为前方的腺垂体和后方的神经垂体两部分。

(2)形态特点　其为椭圆形小器官,灰红色,长约 1cm,宽约 $1\sim1.5cm$,高约 0.5cm,重 $0.6\sim0.7g$,表面包有结缔组织被膜。

【思考题】 垂体肿瘤时为什么常会导致视觉损伤？

2.正常组织

(1)垂体(垂体切片,HE 染色)

肉眼观察:分清垂体各部,色深的大部分是远侧部;色浅的是神经部;两者之间的一窄带为中间部。

低倍观察:表面包有结缔组织被膜。远侧部细胞密集成团、成索,其间有结缔组织和丰富的血窦。中间部狭长,可见几个大小不等的滤泡,滤泡上皮由单层低柱状上皮构成,腔内充满红色胶体。神经部染色最浅,细胞成分少,主要是神经纤维。

高倍观察:

1)远侧部:①嗜酸性细胞:远侧部的中央最多。胞体较大,圆形或椭圆形,细胞轮廓清晰,核圆形,胞质内含有粗大的嗜酸性颗粒,染成粉红色。②嗜碱性细胞:胞体稍大,但大小不等,呈圆形或多边形,细胞轮廓清晰,核圆,着色浅,胞质内含有嗜碱性颗粒,染成紫蓝色。③嫌色细胞:数量最多,一般常成群存在。细胞较小,胞质染色极浅,细胞界限不清,细胞核明显。

2)神经部:此部主要由大量无髓神经纤维和神经胶质细胞构成,在神经胶质细胞内含有棕黄色的色素颗粒,有丰富的毛细血管,尚可见呈粉红色或紫红色大小不等的均质团块状结构即为赫令体。

3)垂体门微静脉:在垂体结节部可见由上而下走行的彼此平行的微静脉,即垂体门微静脉。该微静脉上连漏斗的初级毛细血管网,下通远侧部血窦。三者组成垂体门微静脉系统。

【思考题】 垂体神经部的无髓神经纤维和赫令体来源于何处？

(二)甲状腺

1.正常大体

利用头颈部正中矢状切面标本、新生儿标本、喉和气管带甲状腺标本及模型观察辨认。

(1)位置及分部 甲状腺位于颈前部,附于喉和气管上部的两侧和前方,呈"H"形。左、右侧叶上达甲状软骨的中部,下抵第 6 气管软骨环水平。两侧叶之间的甲状腺峡位于第 2～4 气管软骨环的前方,约有 2/3 的人自峡向上伸出一个锥状叶,长短不一,较长者可达舌骨。

(2)形态特点 成人甲状腺的重量为 20～40g,呈棕红色。外面有甲状腺被囊,是由薄层结缔组织形成的纤维囊,囊外包有颈深筋膜形成的腺鞘,又称假被囊,将甲状腺固定在喉和气管壁上,因此吞咽时甲状腺可随喉上、下移动。

【思考题】 做气管切开时,应选择哪个部位？为什么？

2.病理大体

(1)弥漫性非毒性甲状腺肿

1)病理变化:弥漫性非毒性甲状腺肿亦称单纯性甲状腺肿,一般不伴有甲状腺功能亢进。本型甲状腺肿常呈地域性分布,又称地方性甲状腺肿。其主要病理变化是甲状腺滤泡增生、胶质贮积、纤维增生及结节形成。按其病理演化过程,一般分为三个病理阶段,即增生期(增生性甲状腺肿)、胶质贮积期(胶样甲状腺肿)和结节期(结节性甲状腺肿)。

2)观察:弥漫性胶样甲状腺肿伴结节形成标本。

观察要点:甲状腺弥漫性肿大,重约 200～500g,胶样甲状腺肿表现为肿大呈对称性,表面光滑,切面呈淡褐色或棕褐色,半透明胶冻状;结节性甲状腺肿外形不规则,为多结节状,切面红白相间,可见出血、坏死、囊性变。无包膜形成。

(2)弥漫性毒性甲状腺肿

1)病理变化:由于该病约有 1/3 患者有眼球突出,故又称突眼性甲状腺肿。临床上统称为甲状腺功能亢进,简称甲亢。本病多见女性。

2)观察:弥漫性毒性甲状腺肿标本

观察要点:甲状腺弥漫性对称性增大,约为正常的 2～4 倍,表面光滑,血管充血、质软,切面呈分叶状,灰红色或棕红色,状如肌肉。

【思考题】 弥漫性毒性甲状腺肿又称什么,临床上有何症状?

(3)甲状腺腺瘤

1)病理变化:多为单发,圆形或类圆形,有完整的包膜,常压迫周围组织,直径一般 3～5cm,切面多为实性,暗红色或棕黄色,可并发出血、囊性变、钙化和纤维化。

2)观察:甲状腺腺瘤标本。

观察要点:球形肿块一个,已剖开,大小 5cm×5cm×2cm,有完整包膜,切面见滤泡增生大小不等,有的扩张呈囊状(囊性变是肿瘤的一种继发性改变),内充满胶质。

(4)甲状腺腺癌

1)病理变化:肿瘤一般呈圆形,直径一般 2～3cm,大者可达 6cm 以上。灰白色,质硬,与周围组织境界清楚,但无完整包膜,瘤组织呈放射状向周围组织浸润。

2)观察:甲状腺乳头状癌标本。

观察要点:肿瘤一般呈圆形,无包膜,质硬,切面灰白色或棕黄色,粗糙或呈绒毛状外观,中央部常有纤维化,形成不规则致密疤痕,因钙化而有砂砾感。镜检为乳头状癌。

【思考题】 甲状腺肿瘤活检取材为何要带上包膜?

3.正常组织

(1)甲状腺(甲状腺切片,HE 染色)

肉眼观察:标本为染成粉红色的团块。

低倍观察:甲状腺的外面有一层结缔组织被膜。实质由许多大小不等、圆形或卵圆形的滤泡组成,滤泡腔内充满粉红色的胶质。

高倍观察:滤泡上皮一般为单层立方上皮,但可因生理状态不同而为扁平或柱状,滤泡间有少量结缔组织和丰富的毛细血管。在滤泡上皮细胞之间或滤泡间的结缔组织内有滤泡旁细胞,该细胞体积较大,胞质多,着色浅。镀银染色标本可见滤泡旁细胞体积大,胞质内含有许多粗大的棕黑色嗜银颗粒。

【思考题】 滤泡上皮细胞为何形态不一?

【绘图】 高倍镜下绘制甲状腺滤泡和滤泡旁细胞,并注明滤泡上皮细胞、滤泡腔和滤泡旁细胞。

4.病理组织

(1)弥漫性毒性甲状腺肿

1)病理变化:①滤泡上皮增生呈高柱状,有的呈乳头状增生,并有小滤泡形成;②滤泡腔内胶质稀薄,滤泡周围胶质出现许多大小不一的上皮细胞的吸收空泡;③间质血管丰富、充血,淋巴组织增生。

2)观察:毒性甲状腺肿切片。

观察要点:可见滤泡数量增多,大小不一,滤泡上皮呈立方形,部分上皮可增生形成乳头突向腔内;部分滤泡腔内胶质稀薄,靠近上皮处可见大小不一的吸收空泡。滤泡间质内淋巴细胞弥漫浸润。但无明显的淋巴滤泡形成。

(2)甲状腺癌

1)病理变化:根据组织学特点,可分为乳头状癌、滤泡癌、髓样癌和未分化癌。乳头状癌最常见,约占 60%,肿瘤生长慢,恶性程度低,预后较好。

2)观察:甲状腺乳头状癌切片。

观察要点:瘤组织呈乳头状,外被覆立方及柱状细胞,可呈单层或多层,核染色质少,常呈透明或毛玻璃状,无核仁,中轴为纤维脉管束,间质内常见同心圆状的钙化小体。乳头分支较多,伴少许滤泡结构。

(三)甲状旁腺

1.正常大体

利用甲状腺标本和模型,结合图谱观察辨认。

(1)位置及分部　甲状旁腺位于甲状腺侧叶的后面,共两对,上一对多在甲状腺侧叶后面的中、上 1/3 交界处,下一对常在甲状腺侧叶后面的下部、甲状腺下动脉附近。

(2)形态特点　一般是两对黄豆大小的扁椭圆形小体。但其数目和位置变化较大,有时埋入甲状腺实质内,寻找辨认困难。临床上做甲状腺次全切除时,一定要保留甲状腺侧叶的后部,目的是避免甲状旁腺被切除。

2.正常组织

甲状旁腺(甲状旁腺切片,HE 染色)

肉眼观察:标本为染成粉红色的团块。

低倍观察:表面包有结缔组织被膜。腺实质主要由主细胞和嗜酸性细胞构成,其间有较多的毛细血管。

高倍观察:①主细胞:数量最多,是腺体的主要成分,为圆形或多边形,核圆形,胞质染色淡。②嗜酸性细胞:数量少,细胞大,常成群分布或散在于主细胞之间,胞质嗜酸性,核小而色深。

(四)肾上腺

1.正常大体

利用腹膜后间隙器官的标本、新生儿内分泌系统原位标本及半身人体模型观察辨认。

(1)位置及分部　肾上腺位于腹膜后间隙内,是成对的腹膜外位器官,附于肾上端的内上方。肾上腺和肾共同包被在肾筋膜内,但有单独的纤维囊和脂肪囊,肾下垂时,肾上腺不随之下降。

（2）形态特点　肾上腺左、右各一个，左侧较大，近似半月形，右侧稍小，呈三角形或椭圆形。其大小和重量随年龄和功能状态不同而变化，每个重约7g，呈灰黄色。肾上腺前面有不太明显的门，是血管、神经、淋巴管等出入的门户。

【思考题】　肾下垂时，为何肾上腺并不随之下垂？

2. 正常组织

（1）肾上腺（肾上腺切片，HE染色）

肉眼观察：周围色深部分是皮质，中央色浅部分是髓质。

低倍观察：表面包有一层结缔组织被膜。

1）皮质：自外向内依次分为：位于被膜之下，细胞聚集成团块，染色较深的为球状带，此带极窄；其内侧细胞排列成索，染色浅的为束状带，是皮质中最厚的一层；细胞索连接成网，染色较深，呈红色的是网状带，此带与髓质相连。

2）髓质：中间有中央静脉。含有大量嗜铬细胞，呈棕褐色。

高倍观察：

1）皮质：①球状带：由较小的柱状或多边形细胞排列成细胞球或团，细胞核染色深，胞质内脂滴较少，胞质略嗜碱性。细胞团之间有结缔组织分隔。②束状带：细胞较大，呈多边形，胞质中脂滴较球状带多而大，呈空泡状，因而此层细胞着色浅。细胞索间有丰富的血窦。③网状带：细胞索分支吻合成网，网间有丰富的血窦，细胞小，圆形或立方形，着色较深。

2）髓质：髓质细胞排列成索并连接成网，体积较大，呈多边形，胞质内含有棕褐色的嗜铬颗粒，核大染色浅，髓质中较大的静脉即中央静脉。

【思考题】　肾上腺束状带为何着色浅？

（五）松果体

1. 正常大体

利用头部正中矢状切面标本，保留有脑垂体、松果体的整脑标本及模型观察辨认。

（1）位置及分部　松果体位于背侧丘脑后上方与上丘之间的浅凹内，并借其柄连于第三脑室顶的后部。

（2）形态特点　形似松果状的椭圆形小体，灰红色，长0.5～0.8cm，宽0.3～0.5cm，重0.12～0.2g。

2. 正常组织

松果体（松果体切片，HE染色）

肉眼观察：标本为染成粉红色的团块。

低倍观察：表面有结缔组织被膜，实质由松果体细胞和神经胶质细胞组成。

高倍观察：该标本只见到细胞核，松果体细胞核大，呈圆形或肾形。在间隔的结缔组织中可见有血管、神经纤维及脑砂。脑砂为染成红紫色、大小不等的同心圆状结构，其大小、数量随年龄而增加。

（马丽娟　陈　健）

实验报告

实验内容:内分泌系统

实验日期_____年_____月_____日

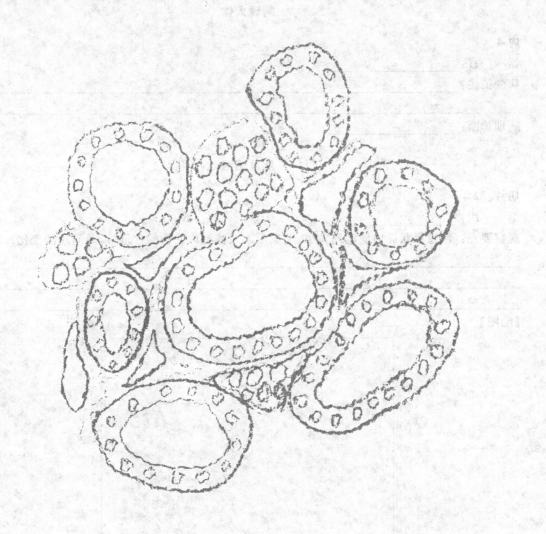

绘图:甲状腺

材料:_____　染色:_____　放大:_____　成绩:_____　教师:_____

实验报告

实验内容:内分泌系统

实验日期_____年_____月_____日

病理大体

内 4

器　　官:_____

病变描述:_____

_____。

病理诊断:_____

病理组织

切片:32#

组　　织:_____

观察要点:(注意甲状腺内滤泡的大小、上皮形态及滤泡内胶质的含量,以及间质的变化)

_____

_____

_____。

【绘图】

病理诊断:_____(放大倍数:_____)

第四章

实 训

实训一　大体标本制作技术

一、实验目的与要求

1. 掌握组织腐败的原因及防腐固定的原理。
2. 掌握甲醛、乙醇防腐固定的原理。
3. 了解甘油及酚防腐固定的优缺点。
4. 掌握尸体标本防腐固定的方法。
5. 掌握铸型标本制作的定义和基本过程。
6. 了解血管铸型标本制作的过程。
7. 了解内耳骨迷路整体铸型标本的过程。
8. 掌握生物塑化的基本原理。
9. 了解生物塑化的基本方法和步骤。
10. 掌握人体的层次和基本结构。
11. 了解解剖器械的种类及使用方法。
12. 掌握人体各层次结构的解剖操作方法。

二、实验注意事项

1. 制作过程中严格按照规范操作,避免化学药品腐蚀;使用器械务必小心谨慎,以免误伤。
2. 爱护标本,切忌用锐器损坏标本,也不要过分牵拉以免损坏正常结构及各部位置关系。

三、实验内容

(一)尸体标本的防腐和固定

1.组织腐败和自溶的原因

人体的基本结构和功能单位是细胞,细胞的基本成分是水、蛋白质、糖、脂肪和无机盐等。当机体死亡后,由于缺氧,身体内外各种腐败细菌大量繁殖,产生毒素,导致溶酶体膜破裂,具有强大消化作用的组织蛋白酶进入细胞质,破坏细胞结构,使蛋白质、糖和脂肪等物质分解,发生组织自溶,产生多种胺、吲哚和硫化氢等强烈臭味的毒性物质。因而,未经防腐固定的尸体,很快就会腐败解体。

2.防腐固定的原理

(1)使蛋白质变性凝固　组织腐败和自溶要有酶的参加,酶是由蛋白质构成的,细菌本身也是由蛋白质构成的,因此,凡能使蛋白质变性或凝固的物理化学因素,均能使酶失去活性,抑制或阻止细菌的繁殖,从而防止组织自溶,达到尸体防腐固定的目的。常用的化学防腐剂有醇类、醛类、酚类和重金属盐等,物理防腐方法包括加热和干燥脱水等。在为形态学教学和研究使用的防腐保存工作中,当使用各种理化方法凝固蛋白质时,既要能破坏酶的活性达到防腐固定的目的,又要尽量保持人体结构的自然完整状态,以便于观察研究。

(2)干扰微生物的重要的酶系统　一些酶有活性,因为在酶的结构中含有特殊的功能基(如硫氢基—SH),酶的功能基若被氧化,或与其他物质结合时,可使酶失去活性,以致微生物不能进行正常代谢而死亡。某些氧化剂、重金属离子等,均有破坏硫氢基酶的功能基使酶失去活性。

(3)使细菌细胞膜受损,改变其渗透性　细菌细胞膜是一种半渗透膜,具有控制菌体和周围环境间正常交换的功能。细菌细胞膜受损后,渗透性改变,使膜内物质外渗,水分内渗,引起细胞肿胀破裂或溶解,从而起到抑菌或杀菌作用。

因此在尸体腐败之前用化学和物理的方法处理尸体,使蛋白质变性凝固,使酶灭活,抑制和杀死细菌,可以防止组织自溶,达到消毒、防腐和固定的目的。

3.常用的防腐固定剂

(1)甲醛　又名蚁醛,是具有强烈刺激臭味的无色气体,易溶于水,其水溶液的商品名为福尔马林。甲醛可与蛋白质中的氨基结合,使蛋白质失去氨基,分子结构发生改变,失去活性而凝固。甲醛对组织固定硬化的作用强,又能保存脂肪和类脂质,渗透性强,收缩率不大,价格低,对标本形态位置的维持和皮肤颜色的保持较好,是一种优良、应用最广泛的防腐固定剂。缺点:用福尔马林所固定的标本组织容易变硬、发脆、刺激性强。固定标本常用10%的福尔马林溶液,亦即4%甲醛。

(2)乙醇　具有挥发性,能与甘油、石炭酸、水任意混合。乙醇具有较强的脱水作用,能将细胞表面和内部的水分脱除,使蛋白质分子结构松解,并使蛋白质变性和凝固,这是乙醇杀菌消毒、保护组织和防止腐败的基本原理。用乙醇固定的标本,色泽保存较好,刺激性不强,没有不良气味。缺点:脱水作用太强,标本收缩率大,并能溶解脂肪和类脂,价格高,挥发快,容易散失。固定标本的乙醇浓度一般为70%。

(3)甘油　学名丙三醇,能与水和乙醇任意混合。在混合防腐固定液中,甘油是一种良好的选用药品,利用它的防腐、吸湿性和对某些无机盐类的特殊溶解力,所配成的防腐液较稳定,所固定的尸体解剖后不易干燥,较柔韧。缺点:低浓度的甘油渗透性能差,配制混合防腐固定剂时,同时降低其他药物的渗透速度,所处理的标本需要较长时间。

(4)酚　学名苯酚,又名石炭酸。酚和乙醇相似,也能使蛋白质凝固,是良好的杀菌防腐剂,对标本没有固定硬化作用,一般不单独使用,多与其他防腐剂混合使用。缺点:标本颜色不易保持,有不良气味。

4.防腐固定的方法　尸体防腐固定方法,有浸泡法和灌注法两种。

(1)浸泡法　是将标本浸泡于适当浓度的防腐液中。药物渗入器官内部,使之达到防腐固定的目的。直接渗透只能达到一定深度,因而只适用于小件离体器官。

(2)灌注法　是指把防腐固定药物注入血管,使之循血管流遍全身,渗透到全部组织器官。由于人死后不久血液即开始出现凝固,但凝血块不与血管壁淤着,而且动脉内含血较少,甚至无血,因此需加压灌注防腐固定液。该方法适用于整尸的防腐固定。

(二)铸型标本的制作

为了研究管腔脏器,特别是血管系统复杂的立体构筑,往管腔内注入某种物质,待硬化后将组织腐蚀清除,仅留下填充物的方法称为铸型标本制作法,它是形态学标本制作的一项专门技术,基本过程包括材料的选择和处理、插管、灌注、腐蚀、冲洗及修整。血管铸型标本及内耳骨迷路整体铸型标本的制作在形态学中最为常用。

1.血管铸型标本的制作

血管铸型标本的制作包括动脉铸型标本的制作、静脉铸型标本的制作和动静脉铸型标本的制作三种方法,在此重点介绍动脉铸型标本的制作方法,其他两种标本的制作方法类似。

(1)灌注器材的准备　一般的解剖器械(刀、剪、镊和血管钳等)、注射器和插管。常用的注射器有玻璃注射器、金属兽用注射器和塑料注射器三种。常用的插管有玻璃插管、塑料插管及针头插管。可根据制作标本血管直径的大小选择合适的注射器和插管。

(2)血管的选择和处理　应首选新鲜材料,因为新鲜材料的脏器,组织柔软,富有弹性,血管内血液尚未凝固,管道比较通畅,铸型剂易于灌注,制作的标本外形较完整。取材范围应尽量大一些,以便于插管。取材后的血管需进行管道灌洗,冲洗掉血管内的血液,便于填充剂灌注。方法:往血管内注入 5% 的枸橼酸钠生理盐水或蒸馏水,直到流出的液体较清澈即可。

(3)插管　插管是指将灌注用的导管插入需要灌注的血管,并且结扎牢固的过程。插管是标本制作过程中重要的一步。常用的插管方法有直接结扎、穿线结扎和荷包缝合结扎三种方法。

1)直接结扎:插管插进血管后,直接用线绕过血管结扎,将插管固定在血管内,此法比较简单。

2)穿线结扎:用缝合针穿线,从血管根部的一侧穿入,绕过深面,从对侧穿出。操作时应注意,缝合针在绕过血管时,不要太深,否则结扎不牢,且容易损伤其他血管;但也不要太浅,否则会穿破血管,使结扎线从血管内通过,达不到完全结扎的效果,灌注时填充剂从插管旁漏出。

3)荷包缝合结扎:类似外科手术中包埋阑尾残端或胃肠造瘘时使用的方法。将缝合针从血管注入口的一点穿入,使针绕过血管注入口,最好从穿入点或附近穿出,将插管插入血管管口,收紧缝线结扎。

（4）灌注　制作铸型标本，灌注是最为关键的步骤。根据所选的填充剂性质的不同，可有不同的灌注方法。化学反应成型的填充剂，比如甲基丙烯酸甲酯（即有机玻璃单体）及自凝牙托粉等。由于它们收缩率小，一次成型，只需首次灌注即可。溶剂挥发凝固成型的填充剂（如ABS），收缩率较大，一次灌注不能使铸型标本饱满，所以在首次灌注后，还需要进行补充灌注。在灌注过程中，若有溢漏，及时用血管钳夹住漏处即可。在整个灌注过程中及灌注后的凝固期间，应注意保持器官的正常外形，避免出现人为的畸形。

（5）凝固及腐蚀　待血管内填充剂凝固后方可进行腐蚀。腐蚀是指血管灌注填充剂后，利用物理或化学的方法去除不必要的组织，使血管铸型充分显示出来的过程。血管铸型标本制作中常用的腐蚀方法有：自然腐蚀法（如细菌腐蚀法）和酸腐蚀法（如 25％～40％盐酸腐蚀法）。腐蚀时间的长短依血管特点和腐蚀方法决定，一般为 5～7 天。

（6）冲洗及修剪　铸型标本腐蚀后需要彻底冲洗，使已被腐蚀的组织冲洗掉。冲洗时应注意水流的大小，防止损坏微小的血管铸型。按要求可对标本进行相应的修剪，包括摘除凝块等。

2.内耳骨迷路铸型标本的制作

内耳埋藏在颞骨岩部的骨质内，解剖显示困难。近年来随着管道铸型技术的不断发展和完善，铸型材料的不断更新，通过内耳铸型法简单、原位地展示骨迷路形态结构已成为可能。铸型法具有操作简单、易于掌握、成功率较高等优点。常用的铸型填充剂有：塑料填充剂，包括ABS、自凝牙托粉或硅玻璃胶等；低熔点合金，包括 Wood 合金等。由于硅玻璃胶具有操作简单、成型快、收缩率低（0.5％）、耐酸腐蚀、弹性好和不易断裂的优点，所以标本制作中首选硅玻璃胶作为填充剂。

（1）灌注器材的准备　一般的解剖器械（刀、剪、镊和血管钳等）及硅玻璃胶胶枪。

（2）材料的选择和处理　选用骨质较好的干性颞骨骨性标本，在 10％过氧化氢水溶液中浸泡 1～2 天，自来水冲洗彻底清洁。如果是新鲜标本，应彻底清除内耳内的软组织，多使用细菌腐蚀法。

（3）插管　颞骨骨性标本晾干后从外耳道插管，用脱脂棉堵塞咽鼓管咽口、外耳门四周等处。

（4）灌注　用胶枪将硅玻璃胶从外耳门缓慢加压注入，至颞骨骨缝、内耳门等处有硅玻璃胶溢出即可。

（5）凝固及腐蚀　待颞骨内硅玻璃胶充分凝固后（约 3～4 天），用 25％盐酸浸泡，整体腐蚀 2～3 天。

（6）冲洗及修整　自来水缓慢冲洗已腐蚀的骨质，冲洗时应注意水柱的大小，防止损坏铸型标本。要小心修剪内耳周围的骨松质铸型，注意应保留面神经管、岩浅大神经沟、岩浅小神经沟、前庭小管等铸型结构。

（三）生物塑化

生物塑化是一种利用高分子化合物对生物标本进行渗透塑化，以适应生物标本的保存和研究的一项新技术。此项技术是由德国海德堡大学解剖研究所 Hargens 教授于 1978 年发明的，是目前形态学研究中一种具有较好性能和广泛用途的新方法，受到了国际上较为普遍的承认，并得到了推广。塑化后的标本干燥、无毒、无味，且经久耐用，可长期保存。国内也开展了此项的研究,大连医科大学和第三军医大学的研究较为深入。

1.基本原理

生物塑化的基本原理是选用液态高分子多聚化合物单体作为生物塑化剂,替代组织内的水分和脂质,进行聚合固化,达到组织塑化的目的。生物塑化的处理过程一般为:固定、脱水、真空浸渍和硬化等四个步骤。

2.基本设备和药品

生物塑化的基本设备包括低温冰箱、真空泵、塑化系统、压力计、钻石线锯、塑化剂和脱水剂等。生物塑化的塑化剂应具有以下的特性:①黏稠度低、易渗透;②具有较长时间的有效期,最好是易于再次利用,并且为了减少标本的损耗而具有提前硬化的可能性;③其化学成分具有高渗透压;④生物组织内能固化;⑤符合硬度和透明度的要求,如不发散,适合折射指标,易于打磨;⑥在真空浸渍中不同成分不分离。常用的塑化剂有硅橡胶(S)、环氧树酯(E)、聚醋素醚(P)等数个系列,可根据不同的研究目的选用。S系列用于制作陈列标本和教学标本;E系列用于制作薄层断面标本和组织切片;P系列用于制作大体积断面标本。

脱水剂可用丙酮、甲醇或乙醇,以丙酮的脱水效果最好,因为丙酮同时是脱水剂、脱脂剂和中间剂,且能与所有用于生物塑化的各种塑化剂任意混合。

3.基本方法和步骤

生物塑化包括固定、脱水、真空浸渍和硬化四个步骤。

(1)固定 每一种确认的固定方法都可用。其中最为常用的是5%～20%福尔马林溶液作防腐固定剂。固定的时间依标本的大小和性质不同而有较大的差异,小标本一般2周,大标本约2个月,躯干和四肢标本以固定半年为最好,脑标本约需要1年的时间。

(2)脱水 由于标本内的水和脂质不能直接由塑化剂置换,所以必须脱水和脱脂。首先,标本中的水分和部分脂质被脱水剂(如用能与水混合的有机溶剂)置换,脱水剂又被易挥发的中间剂(如丙酮、二氯甲烷)置换。脱水有乙醇逐级脱水和丙酮冰冻脱水两种基本方法。

1)乙醇逐级脱水:将标本按制作组织切片那样进行乙醇逐级脱水(70%～100%),标本完全脱水后再用中间剂(如丙酮、二氯甲烷)完全置换标本中的乙醇。该法的缺点是需要中间剂,费时,且收缩率大约5%;优点在于可在室温下进行,脱水和脱脂可同时完成,而且脱水后的标本在乙醇中可长期保存。

2)丙酮冰冻脱水:是采用丙酮作为脱水剂和中间剂,脱水和脱脂可同时完成,且由于脱水过程是丙酮置换组织中的水分,是"取代"方式,避免了标本脱水后的皱缩。

(3)真空浸渍 是指在低压或真空状态下,易挥发的中间剂气化形成气泡自组织和细胞内移出,组织内形成负压,塑化剂则进入组织细胞内填补由于中间剂移出所留下的空间。真空浸渍是生物塑化的中心和最重要的步骤。

(4)硬化 塑化剂是一种高分子化合物,液态时为单分子存在,当发生聚合反应后形成高分子多聚化合物,由液态变为固态。依据所选用的塑化剂的性质不同,经真空浸渍后的标本通常在室温或在50℃的条件下进行聚合、硬化。此外,还有一种特殊的硬化方法——气体硬化,即经真空浸渍后的标本与气化的置换剂相结合,使之完成聚合。

(四)局部解剖学、标本的制作

局部解剖学是按照人体的局部分区,研究各区域内的层次结构与结构的位置、毗邻和临床应用的科学。局部解剖学是解剖学的分科之一，是在学习了系统解剖学的基础上，通过尸体解剖和观察，巩固系统解剖学的知识，为进一步学习临床课程和临床实践打下基础。局部解剖学是基础医学与临床医学之间的桥梁课程。

1. 人体的层次和基本结构

人体可分为头、颈、躯干（包括胸部、腹部、盆部和会阴）和四肢（包括上肢和下肢），每个局部又可分为若干区。人体各部的层次结构大致相同，由浅至深有皮肤、浅筋膜、深筋膜、肌肉及骨。在头、颈和躯干内，尚有中枢神经、感官和内脏等。血管、神经常伴行成束，行于各局部内，沿途分支分布于该局部的器官。

（1）皮肤　覆盖体表。人体各部皮肤的厚薄不一（0.5～4mm），一般来说，肢体屈侧皮肤较薄，伸侧较厚，但手、足相反。项部、背部、手掌和足底处皮肤最厚，在腋窝和面部最薄。另外，全身皮肤的纹理也不一致，在做皮肤切口时，应注意上述特点，以免切口过浅或过深。

（2）浅筋膜　位于皮下，又称皮下组织或皮下脂肪，属于疏松结缔组织，且富有脂肪，遍布全身。人体各部浅筋膜的厚薄，因其含脂肪的多少而不同，眼睑、乳头、阴茎和阴囊等部的浅筋膜较薄，而腹壁、臀部、手掌和足底等部的浅筋膜较厚。浅筋膜内有皮神经、浅动静脉、浅淋巴管和浅淋巴结。皮神经穿出深筋膜至浅筋膜内，分支分布于皮肤。浅动脉一般较细小。浅静脉较粗大，吻合丰富，通常不与浅动脉伴行。浅淋巴管细小，壁薄而透明，常难以辨认，其在向心走行途中穿浅淋巴结。在某些局部的浅筋膜内含有肌肉（为皮肌），如面部表情肌及颈阔肌等。

（3）深筋膜　又称固有筋膜，是致密结缔组织膜，位于浅筋膜深面，呈封套状包裹人体各部。在四肢，深筋膜可向深部发出分隔肌群的肌间隔，附着于骨，构成包裹肌、血管的骨筋膜鞘。在某些部位，筋膜与肌之间或肌与肌之间，被疏松结缔组织充填，形成筋膜间隙。骨筋膜鞘和筋膜间隙，具有固定、保护肌、血管和神经的作用，但在感染化脓时它们也是渗出物的潴积和蔓延的部位。

（4）肌　包括平滑肌、心肌和骨骼肌。骨骼肌一般由肌腹与肌腱构成。肌腹由肌纤维构成，肌纤维的粗细、排列方向与肌肉的功能有关。长肌的两端移行为肌腱，阔肌的起、止部则移行为腱膜。人体的每块肌肉均有特定的血管、神经支配，血管与神经入肌处，称为该肌的血管神经门，又叫肌门。解剖肌肉时应先使之紧张，并认清其边界，然后沿肌束的方向清除结缔组织，进行分离。

（5）血管　包括动脉、静脉和两者之间的毛细血管，它们常与神经伴行。解剖操作时所能见到的血管是动脉和静脉。在标本上，动脉与伴行静脉相比管径细，壁厚腔圆且富有弹性。静脉则管径较粗，壁薄且弹性差，腔内常有凝固的血块。静脉可分为深、浅静脉，吻合丰富。浅静脉位于浅筋膜内，常单独行走，深静脉位于深筋膜深面，与同名动脉伴行。

（6）淋巴管　形态结构与静脉相似，但管腔细，壁薄，透明，呈乳白色，除胸导管和右淋巴导管外，一般都不易找寻，但在淋巴结处较易剖露。淋巴结为大小不一的圆形或椭圆形小体，呈灰红色，有一定的硬度。淋巴结常沿血管配布，多位于人体的凹窝或较隐蔽处，如腋窝、腹股沟及胸、腹盆腔的大血管的周围。

（7）神经　呈白色条索状，除皮神经以外，常与血管伴行，由结缔组织包绕形成血管神经束。脏器周围的自主神经常缠绕在脏器和血管壁上形成自主神经丛，随血管分布，解剖时较难分离。

2.解剖器械及使用

(1)解剖刀 为常用器械之一。常以刀刃切开皮肤、切断肌和其他软组织;以刀尖修洁血管和神经;以刀柄钝性分离组织等。一般右手持刀,常采用持笔法或持弓法。

(2)镊子 分有齿镊和无齿镊两种。前者用于夹持皮肤或较坚韧的结构;后者用于夹持神经、血管和肌等软组织。切忌用有齿镊夹持神经、血管和肌,以防止损伤上述结构。一般用左手持镊,将镊子夹于拇指与示、中指腹之间,用手指的力量捏紧。

(3)剪 有直剪和弯剪两种,并有圆头和尖头及长、短之分。圆头剪一般用于剪开、分离组织;尖头剪常用于剪断较坚韧结构,如肌腱、韧带、线等。正确的持剪方法,是将拇指和无名指伸入剪柄的环内,中指放在剪环的前方,示指压在剪刀轴处,这样能起到稳定和定向的作用。

(4)血管钳 通常用于分离软组织及神经、血管等,在解剖时也可钳夹肌腱、韧带和皮肤等,起到牵引固定的作用。用法与剪相同。

3.局部解剖学标本的解剖操作方法

(1)局部标本的选择和处理 按解剖要求选择局部标本,参照上述防腐固定方法进行防腐固定。

(2)解剖皮肤 按各局部规定的切口切开皮肤,切口深度以切透皮肤,但不伤及筋膜为佳。可先在标本上,按拟作切口用刀背划一线痕,然后沿该线进行切口。切开完成后,用有齿镊提起皮肤切口交角处的皮片角,拉紧,在皮肤与浅筋膜交界处,将刀刃对向皮肤(近似垂直位)作长距离的割划,翻起皮片。翻起的皮片应彼此相连,以便在解剖后,将其复回原位包裹,用线绳系好,保护该部的结构,避免干燥。

(3)解剖浅筋膜 浅筋膜内有皮神经、浅血管。先按皮神经、血管的行径找寻,找到后用无齿镊沿神经、血管的两侧清除其周围的结缔组织、剖露出皮神经、血管,再按皮肤切口线切开浅筋膜至深筋膜,然后将浅筋膜由深筋膜上整层翻起切除,注意保留已解剖出的皮神经、浅血管。

(4)解剖深筋膜 首先观察深筋膜附着情况及其与肌的关系,然后沿皮肤切口线切开,将其翻起或剥除,翻起时注意刀刃方向应与肌纤维平行。

(5)解剖肌 沿肌纤维的方向切开并剥离肌表面的深筋膜,修出肌的境界,然后进行观察。

(6)解剖深部血管、神经 深部的血管神经多被结缔组织或脂肪包裹,应先清理这些结构才可进行观察。首先用无齿镊找出血管或神经主干,再沿血管、神经干方向清理出血管、神经干及其分支,最后将血管神经周围的结缔组织或脂肪清除,观察血管和神经的行径、分支和分布。一般在清理或找寻深部结构时,宜采用钝性解剖法,"多分少割",即多用无齿镊、刀背、刀柄等分离结构,少用刀刃切割,这样可避免损伤神经、血管。在解剖过程中,如要切割某一结构时,必须先认清,再切割,以免误切其他结构。

(季 华)

实训二　组织切片制作技术

一、实验目的与要求

了解石蜡组织切片制作过程。

二、实验材料

各种固定液、Harris 苏木素液、1‰伊红水溶液、1‰盐酸乙醇溶液、碘酒、各级乙醇、二甲苯、蛋白甘油黏剂、蒸馏水、中性树胶等以及所需动物或人体的某些组织器官。

三、实验注意事项

制作过程中严格按照规范操作,避免化学药品的腐蚀;使用器械务必小心谨慎,以免误伤。

四、实验内容

(一)取材

取材是制作切片程序中的首要步骤,取材不当,将直接影响病理诊断和科研工作的效果。组织标本的选用非常重要,不能随意的切取组织来制作切片,否则病理检验的结果是不会令人满意的。

1. 取材工具

取材工具必须锋利。切取标本不应该挤压和揉擦,不应使用有钩镊子或血管钳等手术器械夹取标本,以免损害组织造成人为组织变化,给诊断带来困难或导致错诊、漏诊。

2. 标本的选取

应选择病变或可疑病变的组织。必要时选取病变与正常组织交界处。切取标本的原则是求准而不是求量多,所以切取组织宜小不宜大,以不超过 $24cm \times 24mm$ 为佳,厚度以 $3 \sim 5mm$ 为宜,过大过厚会影响对标本的固定和切片的制作。

(1)为使组织切片的结构清楚,取材要及时,组织块必须争取时间及时固定,组织的固定以愈新鲜愈好。

(2)取材时对大体标本(肉眼标本)绘制图象,进行仔细描述。

(3)组织采取应在正常与病灶交界之处。组织形状最好为方形或长方形,这样有利于制片。切不可以形状定位,组织厚薄要均匀。

(4)微量标本和易碎标本,为避免破损或丢失应以纱布包裹,但包裹前纱布必须浸湿,以免标本黏附纱布上。

(5)各组织块应包括各脏器的重要结构,如肾脏组织包括皮质部分和髓质部分。在有浆膜的脏器(如胃等)组织块中,要至少有一块带有浆膜。

(6)组织内的钙化病灶或骨质,应在充分固定之后进行脱钙,组织内的非病理性异物应予剔除。

（二）组织的固定

1.固定的目的和效果

固定组织的目的是设法得到接近正常生命状态的细胞结构，有人说"形态学的美是良好固定的产物"，这说明固定的特殊重要作用。

（1）抑制自溶和腐败　保持细胞与生活时的形态相似。

（2）保存　防止自溶和细菌性腐败，而且能沉淀或凝固组织内的各种成分和病理代谢产物，并在制片过程中不为其他试剂溶解破坏。

（3）硬化和固化　使柔软组织或半液体组织的质地变硬而易于操作。

（4）渗透和固定　固定还可以使组织和细胞的各种渗透压不再发生改变，在制片时就能在最大范围内保持组织和细胞的原来形态。

（5）对染色的影响　某些固定剂尚具有一定的媒染作用而增进染色（如苦味酸对于染色的媒染作用）可使细胞各种部位易于着色。

2.固定的方法

为使组织固定充分，应做到固定容器要合适，一般容器的容积是组织的 10～15 倍以上；固定时间要充足，一般 4～12h 或更长，在温箱内将固定液稍加温，可使固定作用加快而缩短固定时间；固定液量要足够，一般应为组织体积的 5～10 倍，最少不能少于 5 倍。

（三）脱钙

组织里存有钙盐可妨碍用常规方法制作良好切片。骨组织及钙化病灶，经过固定后，必先将钙盐除去使组织软化，才能进行常规切片。如脱钙不全则切片易撕开或碎裂并损伤切片刀刃。脱去钙盐的过程称为脱钙。

1.脱钙时应注意

（1）组织固定 24h 后，锯下不超过 0.5mm 厚的薄骨片，再以 10％福尔马林固定后进行脱钙（未固定的组织在酸性脱钙液中受到的损伤比已固定的组织约大 3 倍）。骨组织过厚则需延长脱钙时间，长时间浸于强酸影响切片染色效果。

（2）脱钙要彻底，脱水应充分，在脱水过程中，要注意不使其过度硬化。

2.脱钙步骤

（1）取材　骨组织固定于 10％福尔马林 24h 后再锯取厚度约 0.5cm 骨片。

（2）固定　再以 10％福尔马林固定 2 天。

（3）将组织置于脱钙剂中，每日更换新鲜液体，直至组织软化为止。

（4）流水冲洗 24h（除酸）。

（5）进行常规脱水、透明、浸蜡、切片。

（四）组织的冲洗

组织经过固定后，脱水之前应进行冲洗，将组织内的固定液洗干净，否则残留组织内的固定液有碍制片和染色，而有些固定液则可在组织中继续起到脆化组织的作用，以至于损坏组织，给制片工作带来不利。一般水溶性的固定剂，需用流水冲洗 6～12h。

（五）脱水

脱水就是用脱水剂完全除去组织内的水分，为下一步透明及浸蜡创造条件。一般情况下，遵循浓度由低到高的梯度酒精脱水原则。依次为为：70％酒精2～4h→85％酒精2～4h→95％酒精（Ⅰ）2～4h→95％酒精（Ⅱ）2～4h→100％酒精（Ⅰ）2～4h→100％酒精（Ⅱ）2h。

（六）透明

透明剂一般最为常用的是二甲苯。它能与酒精、丙酮相混合，又是石蜡的溶剂。透明过程，一般需要0.5h至2～3h。依次为：二甲苯（Ⅰ）0.5～1h→二甲苯（Ⅱ）0.5h。透明时间的长短因组织的大小而异。

（七）浸蜡

浸蜡的目的是使石蜡渗透到组织中去，达到包埋的支持作用。一般步骤为：浸蜡（Ⅰ）2h→浸蜡（Ⅱ）2h。在整个浸蜡过程中，标本大小对完成浸蜡所需的时间有很大影响。较厚的组织需要较长时间才能使蜡浸入中心，而且厚的组织常带入的透明剂比较多，故需要多次浸蜡才能将透明剂除去。含血多的组织、肌肉和纤维束在蜡内易过硬而发脆，故浸蜡时间应缩短。疏松组织、脂肪、消化道组织等浸蜡时间可以适当延长一些。

（八）包埋

包埋就是将已经经过固定、脱水、透明、浸蜡的组织块从最后的蜡浴中取出置入充满熔融石蜡的包埋框内，包埋成块，使组织和包埋剂相熔一体并迅速冷却，这个程序称为包埋。

1. 石蜡包埋的注意事项

作为包埋组织使用的石蜡不仅由于气候的不同需要加以选择，而且与组织的硬度也有密切关系，过硬的组织最好用硬度较高的石蜡包埋，反之，软组织则应以硬度较低的石蜡包埋，其熔点一般要求在60℃左右。

（1）包埋用石蜡加温不可过高，以保持其不凝固为度，温度过高容易将组织烫坏，使得组织变硬，变脆，并发生卷曲，收缩变形而不利于切片，甚至影响诊断。

（2）组织要包平，囊壁和消化道等组织包埋时更应注意组织方位，应将组织块直立拉平，不要卷曲。

（3）石蜡包埋后，不宜冷凝过慢，特别是室温较高时，石蜡凝固后应立即投入冷水中加速冷却可增加石蜡密度、韧性和硬度。但冷凝过速也会因为内外温差过大造成蜡块裂损。

2. 包埋的步骤

（1）准备好包埋框，将包埋用的镊子在酒精灯上加温（防止镊子粘蜡）后，左手持框，右手持镊子摁机器让石蜡注入包埋框内。

（2）迅速镊取组织块放入包埋框石蜡内，切面朝下放正置入框底并轻轻压平，以保证不再有气泡。

（3）覆上写有标签的包埋盒，水平置于冷却台。

（4）蜡块完全凝固后除去包埋框，储藏备用。

（九）切片

1. 切片机

切片机的基本类型的五种，按其结构分为：摇动式切片机、轮转式切片机、滑动式切片机、推动式（雪橇式）切片机、冰冻切片机。普通最常用的是轮转式切片机。

轮转式切片机：系借转动手摇轮进行切片动作。蜡块台镶装于可在沟槽内上下运动的金属夹座中,借微动螺旋向前推进切断平整的切片。有的转轮式切片机的机头上装有三只旋钮和一个紧固旋钮能使其向各个方向偏转并紧固,便于调整蜡块的切面。切片刀的切制角度可以调整(切片刀倾斜)。由于这种切片机上使用的是一种重而大的切片刀,故除切制硬组织时一般不发生颤动。切片厚度借旋钮可以在 $1\sim30\mu m$ 之间调至任何厚度,每一梯度为1或$2\mu m$。

2.切片前的准备

(1)恒温水浴锅首先预热至 $35\sim40℃$。

(2)蜡块整修,将组织块左右两侧的石蜡在不损伤组织及影响诊断的原则上全部切除。

(3)将锋利的刀片装入切片刀夹钳内,调整角度和位置后随即紧固,检查切片刀的倾斜度是否正确,倾角过大则切片上卷,倾角过小则切片皱起,以 $20\sim30°$为佳。

(4)备用小型毛笔、小型无钩镊子、铅笔。

3.切片的步骤

(1)将蜡块固定于切片机头上的夹座内,调整到稍离开切片能够切到的位置上,注意蜡块组织切面与切片刀口要垂直平行。

(2)再调整蜡块组织切面恰好与刀口接触,旋紧刀架,固定好机头。

(3)根据需要调整切片厚度。

(4)摇动切片机手轮先进行修整切片,直到切出完整的最大组织切面后,再进行切制。

(5)实践中可用右手转动切片机手轮,左手用毛笔托起蜡片,协调地进行切片操作。

(6)切下的切片带,一端用镊子轻轻拉起,应尽可能将切片带拉直展开,用毛笔将切片带从刀口向上挑起,拉下切片带,然后轻拖铺于恒温水面上。

4.切片的注意事项

(1)在摇动切片机时,用力要求均匀一致,不宜过重过猛,否则可因用力过重而使机身震动,造成切片厚薄不均。遇有硬化过度的脑、肝、脾等组织时,更应该轻轻切削,以防组织由于震动形成空洞现象。

(2)在夏秋季节进行切片时,应使用冰块加强冷却,这样不仅可保持石蜡的硬度,同时也减少了切片的褶皱,给切片制作带来方便。

(十)贴 片

1.将单张或数张切片,用镊子夹住蜡片的一边并提起,铺于恒温水中(光亮的一面朝下),立即用毛笔轻轻拉展以切片无皱褶为最好。

2.待切片在恒温水内充分摊开展平后,将载玻片垂直插入水中以涂有蛋白甘油一面轻靠切片,并用毛笔将切片一边拨于玻片上,随即将玻片直立提起,趁玻片上仍有少量水分时用毛笔,拨正切片位置。如组织较小,可在玻片上多贴几片或几排,但排列应密集、整齐。

3.在玻片一端的毛玻璃上写上标本编号,字要写得小而清楚、端正。

4.好的切片置于 $60℃$恒温箱内干燥 2h,蛋白质凝固后即可进行染色。

(十一)染 色

染色就是利用染料在组织切片上给予颜色,使其与组织或细胞内的某种成分发生作用,经过透明后通过光谱吸收和折射,使其各种微细结构能显现不同颜色,这样在显微镜下就可显示出组织细胞的各种成分。染色剂与组织细胞相结合而使组织细胞着色的过程与物理和化学作用两者都有关系。

苏木素－伊红染色(HE 染色)是一种最常用的常规染色剂。

1.染液的配制

(1)Harris 氏苏木素液

甲液:苏木素　　　　　1g

　　　无水酒精　　　　10ml

乙液:硫酸铝钾　　　　20g

　　　蒸馏水　　　　　200ml

丙液:一氧化汞　　　　0.5g

经典配制方法:先将甲液加热溶解后,密封待用,再将乙液加热溶解至沸,去火,待溶液仍处于小沸腾状态时再将甲液徐徐倾入其中,全部混合后,再使溶液在短时间内加热至沸腾,去火,最后,氧化汞缓慢倾入溶液中(氧化汞一定要慢慢少量分次加入,切忌急躁,因氧化汞倒入后,溶液会迅速膨胀易沸出容器外而发生危险),此时液体变为深紫色,待氧化汞全部放入后,再将溶液加温至沸腾片刻,立即将溶液放入流动的冷水中,并缓缓地连续摇晃至溶液完全冷却为止。隔夜后过滤,加入冰醋酸(按 5% 比例)混匀,再过滤后保存于冰箱内备用。

(2)分化液

1% 盐酸酒精,是最常用的分化液。

配方:70% 酒精　　　　99ml

　　　浓盐酸　　　　　1ml

(3)伊红染液

配方:伊红 Y(水溶)　　0.5~1g

　　　蒸馏水　　　　　99ml

若取用伊红 Y(醇溶性)应溶于 99ml 75% 或 95% 的乙醇中。若在伊红液中加入 0.5ml 冰醋酸,可加速其染色过程,并使胞浆的色泽更为艳丽。

2.石蜡切片苏木素-伊红染色法的基本步骤

(1)脱蜡

①二甲苯Ⅰ　　　　　　　　　　　　　　15min

②二甲苯Ⅱ(应完全透明)　　　　　　　10min

(2)逐级降浓度酒精水化

③无水酒精Ⅰ(变为不透明)　　　　　　1~2min

④无水酒精Ⅱ　　　　　　　　　　　　　1~2min

⑤95% 酒精　　　　　　　　　　　　　　1~2min

⑥80% 酒精　　　　　　　　　　　　　　1~2min

⑦自来水洗　　　　　　　　　　　　　　片刻

(3)染色

⑧蒸馏水　　　　　　　　　　　　　　　片刻

⑨苏木素液染核　　　　　　　　　　　　10~15min

⑩自来水洗　　　　　　　　　　　　　　片刻

⑪1% 盐酸酒精分化　　　　　　　　　　0.5~1min

⑫流水冲洗 　　　　　　　　　　　　　　　片刻至数小时

⑬自来水冲洗反蓝 　　　　　　　　　　　　1min

⑭流水冲洗 　　　　　　　　　　　　　　　15min～数小时

⑮复染 0.5％伊红水溶液(对比染色) 　　　　2～5min

(4)逐级升浓度酒精脱水

⑯自来水洗(分化伊红) 　　　　　　　　　　片刻

⑰95％酒精Ⅰ 　　　　　　　　　　　　　　1～2min

⑱95％酒精Ⅱ 　　　　　　　　　　　　　　1～2min

⑲无水酒精Ⅰ 　　　　　　　　　　　　　　1～2min

⑳无水酒精Ⅱ 　　　　　　　　　　　　　　1～2min

(5)透明

㉑二甲苯Ⅰ 　　　　　　　　　　　　　　　5～10min

㉒二甲苯Ⅱ 　　　　　　　　　　　　　　　5～10min

结果:胞核呈蓝色,胞浆呈红色,红细胞呈橘红色,其他成分呈深浅不同红色。

3.染色时应注意事项

(1)组织切片的脱蜡步骤应彻底,否则无论进行那种染色都会发生困难。

(2)苏木素染液使用一段时间后表面易出现亮晶状飘浮物,这可能是液体表面的过氧化物,必须过滤除去,以防沉渣污染组织切片。

(3)染色的时间长短需依据染剂对组织的染色作用、室温条件、切片厚薄、固定液的类别、染液的新旧进行调节。

(4)若脱水、透明等步骤不够彻底,则组织表面会有一层雾状膜。若有这一现象,应立即更换纯酒精脱水,再次透明。在潮湿的季节里应注意酒精的浓度,若降低要及时更换。

(5)染好的切片应妥为保存,更应避免日光照射,否则切片容易褪色。

(十二)封固

由于组织学制片需随时检查或保存,故要在盖玻片下封固。封固剂既能使染色后的组织封固于载玻片和盖玻片之间,不使直接与空气接触,避免氧化褪色。另一方面使组织切片在封固剂的充实下,其折光率能和玻片的折光率相近,从而获得清晰的镜检效果。(玻片折光率为1.518)

常用的无水封固剂为市售的中性树胶,折光率(1.52)及色散作用都近似于玻璃,而且在很薄一层时几乎是完全无色透明。用以封存 HE 染色的切片则色彩非常鲜艳。封固剂要适量,滴加时应小心倾滴,盖玻片要轻轻放置,以免气泡产生影响镜检。盖玻片大小选择要合适,一般要大于组织块,以防封盖不全,盖玻片要放正,标签贴牢,编号清楚,从而保证切片的封藏和美观。

(刘丹丹)

实训三 病例讨论

一、实验目的与要求

（一）实验目的

通过临床病例讨论，促进学生复习所学病理学知识，加深形态学印象，体现病理学的桥梁作用，把病理知识和临床密切结合，培养学生独立思考和分析、解决问题的能力，为养成正确的临床思维方法打下良好的基础。

（二）实验要求

由教师提供要讨论病例的临床和病理资料，学生在详细阅读这些资料和讨论要求的基础上，将有关资料按系统或器官进行归类，确定病变在何系统，主要累及哪些器官，哪些病变是原发的，哪些病变是继发的或伴发的等等，抓住重点、分清主次地作出临床诊断和病理诊断，进而分析疾病发生过程及各种有关因素的因果关系，找出引起死亡的直接原因。

二、临床病例讨论

（一）病例一

李××，男性，年龄40天。患儿系7个月早产，产时无窒息，产后4天出现呼吸急促，口唇青紫，经治疗后好转。半月后又出现呼吸急促，近5天加剧，且伴口唇、颜面青紫，喂奶时吸吮力差，时有溢乳。

体检：发育差，精神萎靡，体温37℃，呼吸急促40～60次/分，脉搏140次/分，口唇及指（趾）呈紫蓝色。胸骨左缘2～4肋间可闻及Ⅲ级以上收缩期杂音，传导广泛。两肺满布细湿啰音，肝肿大肋下2cm，剑突下2.5cm，脾刚触及。

X线透视：心影略呈球形改变。

入院后经抗感染、强心、吸氧、输液、呼吸兴奋剂等应用仍反复出现呼吸困难及严重紫绀，至第7天抢救无效而死亡。

尸检摘要：

心脏：左、右心室均明显扩张肥大，室间隔上部可见一直径约1cm的缺损。

肺脏：两肺肿大，色泽暗红，质地变实。镜检：肺泡壁毛细血管高度扩张淤血，肺泡腔内充满水肿液及少量红细胞。

肝脏：体积肿大、包膜紧张、表面及切面可见红黄相间花纹。镜检：肝小叶中央静脉及其周围肝窦扩张淤血，部分肝细胞索萎缩，肝小叶周边部位的肝细胞内有大小不等的空泡。

脾脏：体积肿大，色泽暗红。镜检：脾窦高度扩张淤血，脾小结萎缩。

肾脏：暗红色，包膜紧张易剥离，切面皮质略外翻，近端肾小管上皮细胞混浊肿胀，间质血管明显扩张淤血。心包腔、胸腔、腹腔均有稠液。

【思考题】

1.分析肺、肝、脾、肾等全身各脏器病变的共同特点。

2.上述器官病变发生的原因。

(二)病例二

潘××,男性,20岁,工人。因皮肤大面积烧伤急诊入院。住院期间从右侧股静脉反复多次输血、输液,历时60余小时,虽经积极抢救,终因病情过重及继发感染,治疗无效而死亡。

尸检摘要:

皮肤大面积烧伤伴化脓性感染。右侧股静脉腔内有一长约4cm,直径1cm的血栓,表面灰红相间,质地较干燥,与血管壁黏连紧密,不易剥离。镜检:上述血栓大部分为混合血栓,该处血管壁纤维增生变厚,有明显的炎症细胞浸润。

肺脏:两侧肺肿大,色泽暗红,左肺上叶及右肺中叶分别可见2个暗红色锥体形梗死灶,大小相似约为2.5cm×2cm×1.5cm,周围分界不清。镜检:梗死区内肺组织呈明显的出血、坏死,坏死组织的结构轮廓隐约可见。

肾脏:两侧肾略肿大,表面充血色红,散在多个绿豆到黄豆大的黄白色病灶,剖开见其中有脓液流出。镜检:上述病灶内的肾组织已液化坏死,局部可见大量变性坏死的中性粒细胞浸润,已形成脓肿。

【思考题】

1.试分析本例右侧股静脉内血栓形成的原因?

2.患者为什么发生肺、肾的病变?

(三)病例三

武××,男性,80岁,和尚。半年前因下床时不慎右股骨颈骨折,此后长期卧床不起。1个月来发生褥疮和浮肿,逐渐加剧。患病卧床以来食欲减退,加上缺乏照顾,进食少,死亡前已数日未进食。1961年3月23日发现死亡。

尸检摘要:

尸体极度消瘦,皮下脂肪消失,骨瘦如柴。两下肢及背部水肿明显,骶尾部有13cm×14cm褥疮,形状不规则,溃疡面有多量坏死组织,肉芽组织生长不良。右下肢缩短约2cm,股骨颈向后移位,未愈合。

心脏:重200g(正常约260g),褐色,冠状动脉分枝呈蛇形弯曲,血管周围心外膜水肿呈半透明胶冻状。镜检:心肌纤维变细,胞质内有明显脂褐素沉着。

肺脏:呈肺气肿,体积增大而弹性减弱,两肺背部及下叶水肿。镜检:支气管腔及肺泡内有中性粒细胞渗出。

肝脏:体积明显缩小,重900g(正常约1400g)。镜检:肝细胞缩小,肝索变细。

脾脏:重100g(正常约160g)。镜检:脾小结小且少。

胰脏:导管明显弯曲。镜检:胰腺小叶缩小而间质相对增多。

脑:量1225g(正常约1400g),脑回狭小、脑沟增宽。镜检:神经细胞无明显异常。

【思考题】

1.分析死者全身病变的特点及原因。

2.病人为什么发生褥疮并逐渐加剧?骨折为何不愈?

3.病人水肿的原因是什么?

4.两肺背部及下叶为什么发生肺炎?

(四)病例四

夏××,女性,14岁,农民。6月23日上午割猪草时被五步蛇咬伤右手背。当时剧痛,哭跳不休,随后其伙伴用绳结扎患肢于肘关节上方,中午患肢肿胀蔓延至同侧肩部,前臂出现紫色淤血斑及血泡,有的连成一片。次日肿胀更甚,伤口烧灼疼痛难以忍受,并有头晕、头痛、恶心、呕吐、精神紧张、烦躁,有时神志朦胧。

体检:体温38℃,呼吸22次/分,脉细弱96次/分。唇、甲发绀,面部青紫,全身皮肤均有瘀点、瘀斑可见。右手背有两个蛇咬牙痕,相距3cm,伤口有血迹。右前臂极度肿胀,压痛,温度降低。

治疗经过:患者经卫生院治疗,3天后全身症状减轻,但右前臂肿胀不退。5天后全身症状又加重,体温升高,前臂溃烂,知觉消失,即转市第二医院作截肢手术。截肢处为深蓝色及暗绿色,明显肿胀,湿润,手背腐烂,有臭味。

【思考题】

1.对右前臂的病变作出诊断。

2.分析右前臂病变的发生原因。

3.病人为什么出现全身症状?

(五)病例五

周××,男性,学生。转移性右下腹部疼痛24h。入院前24h突然上腹部及脐部附近持续性疼痛并阵发性加剧。曾服用"驱蛔虫药",服后症状未减。昨晚8时许疼痛转到右下腹部,呕吐一次,呕吐物为清水。今晨解稀薄大便一次,有畏寒发热,下午1时来院急诊。体温38.9℃,脉搏96次/分,呼吸25次/分,血压110/74mmHg(14.66/9.8kPa)。右下腹壁紧张,麦氏点压痛明显,反跳痛(+),白细胞总数21×10⁹/L,中性粒细胞0.9。

治疗:作阑尾切除术。

病理检查:阑尾一条,长7cm,显著肿胀,末端膨大,直径达1.5cm,表面高度充血,覆以黄白色渗出物,阑尾腔内充满脓液。镜检:阑尾壁各层均显著充血、水肿,为大量中性粒细胞弥漫浸润,黏膜坏死,腔内为大量脓细胞。浆膜面有大量纤维蛋白及中性粒细胞渗出。

【思考题】

1.本例阑尾发生了什么炎症?病变特点如何?

2.如不及时手术可能会发生什么后果?

3.试解释病人的临床症状。

(六)病例六

高××,女性,15岁。1年前开始左大腿间歇性隐痛,后转为持续性疼痛伴局部肿胀。半年前不慎跌倒,左下肢不能活动。

体检:左大腿膝关节上方纺锤形肿胀。X线诊断为左股骨下段骨质溶解、病理性骨折,经牵引治疗无效,行截肢术。

患者截肢后愈合出院并于随访。出院后四个月出现胸痛、咳嗽、咯血,实验室检查血清碱性磷酸酶升高,截肢局部无异常。

病理检查:左股骨下段骨皮质和骨髓腔大部分破坏,代之以灰红色鱼肉样组织,形成巨大梭形肿块,大小约18cm×15cm×12cm,质较软,明显出血、坏死。病变以干骺端为中心,向骨干蔓延,侵入并破坏周围软组织,无包膜。镜检:肿瘤细胞圆形、梭形、多角形,核大深染,核分裂象多见,细胞弥散分布,血管丰富,可见片状或小梁状骨样组织。

【思考题】

1.本例左大腿肿块属什么性质病变,请根据病理特点作出诊断。

2.局部疼痛和病理性骨折是怎样发生的?截肢术后4个月,出现胸痛、咳嗽、咯血又如何解释?

(七)病例七

陈××,男性,25岁。突发腹部剧痛,初有短期间歇,后转持续性伴呕吐,吐出物为含有胆汁的胃内容物及蛋白样糊状物。

入院时体检:腹部轻度肌紧张及压痛,肠鸣音极微,体温38℃。腹部X线平片显示小肠上段液平面,诊断"高位小肠梗阻"。急诊剖腹手术,切除失去蠕动、无血管搏动、完全扭转的空肠一段。

病理检查:

眼观:手术切除空肠一段,长13cm,肠管呈紫褐色、无光泽、高度肿胀、无弹性。与正常肠管交界处,病变肠壁一侧浆膜下,有直径4cm球形肿物一个,包膜完整、质软、切面淡黄。镜检:肿瘤细胞内充满圆形空泡,核被挤压在一边,薄层纤维组织将瘤组织分割成小叶状结构。肠壁极度淤血、水肿、出血和坏死。

【思考题】

1.对肠壁肿瘤作出诊断。

2.分析肿瘤所处肠壁的病变及其发生原因。

(八)病例八

吴××,男性,58岁。因慢性咳嗽、咳痰加重伴低热、气急2个月而就诊。

10年前,因吸烟出现轻度咳嗽、咳白色黏液痰,逐年加重,每日晨起及临睡时为甚,冬春易发。近2个月来症状加重,伴低热、气急。以慢性支气管炎伴感染于4月4日入院。

患者有多年吸烟史,每日吸烟10支以上已达40余年。

体检:体温37.5℃,两肺底部闻及干、湿啰音,以右下肺明显。化验:白细胞$9.9×10^9/L$,中性粒细胞0.85。X线检查:两肺纹理增粗,右肺下部有片状密度增高阴影,肋膈角模糊。诊断为"慢性支气管炎、右肺下部炎症伴少量积液"。

住院后,经治疗咳嗽减轻,咳痰转为白色,痰量减少,低热未退,右肺下叶阴影虽有缩小但仍存在。住院期间,发现咳痰带血伴有胸痛,疑为肺结核,但血沉不高,结核菌素试验(一),痰培养未见结核菌生长。后经会诊,行支气管镜检,发现右肺下叶后段支气管腔极度狭窄。取小块活组织送病理检查,报告为坏死组织及少量恶性细胞。遂行右肺叶切除术。

病理检查:

眼观:右肺下叶部分肺组织实变,切面见支气管壁显著增厚,管腔极度狭窄,灰白色组织浸润并波及支气管周围,形成直径约3cm无包膜肿块,其周围肺组织呈灰红色实变。

镜检:肺正常结构破坏,代之以肿瘤组织,肿瘤细胞排列成条索或巢状,并见有细胞间桥和少数角化珠形成,周围肺组织、肺泡内有浆液,少量中性粒细胞及纤维蛋白渗出,可见发炎的细支气管。支气管黏膜上皮杯状细胞增多,管壁黏液腺增生、肥大,慢性炎症细胞浸润。

【思考题】

1.根据病理检查,对本例肺部肿瘤作出诊断并探讨其组织发生。

2.为什么右肺下叶炎症拖延不愈?如何解释咳痰带血?本例肿瘤在诊断上有什么经验教训?

(九)病例九

赵××,男性,50岁。乏力、食欲减退2个月,头痛、阵发性恶心、呕吐10天而入院。腰椎穿刺,脑脊液压力220mmH$_2$O,脑脊液无色透明,蛋白(+),细胞数10个/mm^3。腰椎穿刺后头痛减轻。8年前曾患乙型病毒性肝炎。否认结核病及神经、精神病史。

住院第3天,去厕所后,突感腹部剧痛,面色苍白,脉搏120次/分,血压70/40mmHg(9.33/5.33kPa),全腹压痛,肌紧张,尤以右上腹为甚。腹腔穿刺,抽出暗红色血性液体。剖腹探查发现肝右叶一大结节破裂出血。遂行填塞,缝合止血。术后1周,再度腹腔出血,抢救无效死亡。

尸检摘要:

食道:黏膜光滑,食道下段静脉轻度扩张迂曲。

肝脏:重1800g,体积增大,弥漫分布无数小结节,直径0.1~0.5cm,散在分布较大结节,大者直径5cm。肝右叶靠近表面的一灰黄色大结节,向肝表面破裂,附有凝血块。镜检:肝组织正常小叶结构破坏,代之以假小叶,假小叶之间由增生的纤维组织围绕。大结节无纤维包绕,由多角形、胞质丰富、核大、深染的肿瘤细胞组成,呈小梁状、成巢状排列,其间为血窦,有的细胞含少量黄绿色色素。

脾脏:重250g,体积增大,切面含血量增多。镜检:脾窦扩张充血,纤维组织增生。

脑:右大脑半球顶叶隆起,切开见一直径约4cm肿物、灰褐色、境界较清楚、无包膜。

镜检:肿物为肿瘤细胞组成,其形态结构与肝脏大结节同。

【思考题】

1.分析肝、脾、食管和脑的病变及其相互关系,写出主要疾病及合并症的病理诊断。

2.本例死亡原因是什么?解释主要临床表现。

(十)病例十

张××,女性,35岁。上腹部隐痛3年余,去年起腹痛加剧,经常呕吐。两个月来,面部及手足浮肿,尤以左上肢为显著,尿量减少,食欲极差。半小时前,排黑色大便,呕吐大量鲜血,突然昏倒而急诊入院。体检:消瘦,面色苍白,四肢厥冷,血压 60/40mmHg,心音快而弱。两侧颈部、左锁骨上及腋下淋巴结显著肿大,血红蛋白 60g/L,血浆总蛋白 42g/L,白蛋白14g/L。经抢救无效死亡。

尸检摘要:

左上肢极度水肿,两下肢及背部亦见水肿。胸腹腔内分别有 1000ml 及 500ml 淡黄色澄清液体。胃小弯幽门区 4cm×5cm 肿块,质硬、表面溃疡、出血。镜检为腺癌。胃周围淋巴结、颈部及腋下淋巴结均见腺癌组织。肝肿大,呈淡黄色,质较软,肝细胞内充满圆形空泡,核被挤在一侧。肾小管上皮细胞内充满粉红色颗粒。

【思考题】

1,病人入院时的情况说明什么?是什么原因引起?

2.本例水肿与积水的原因是什么?

3.肝脏与肾脏有何病变?分析其原因。

4.试按疾病发展过程写出病理诊断。

(十一)病例十一

王××,女性,5 岁。1 月前曾患急性扁桃体炎。近 10 天来有不规则发热,5 天来咳嗽,痰中带血,气急不能平卧。面部及下肢浮肿已 3 天。

体检:体温 38.4℃,脉搏 180 次/分,呼吸 45 次/分。端坐位,口唇轻度发绀,颜面及下肢轻度浮肿,颈静脉充盈。两肺底可闻及湿啰音,心界扩大,心前区闻及心包摩擦音。肝肋下 3cm,剑突下 4cm,质中等,有压痛。

化验:白细胞总数 12×10⁹/L,中性粒细胞 0.78,淋巴细胞 0.18。血沉 45mm/h,抗链"O"800U(正常 400U 以下)。

入院后给予抗炎、利尿、激素及洋地黄制剂等治疗,疗效不明显,心界呈进行性扩大,终因呼吸心跳停止而死亡。

尸检摘要:

颜面及两踝部凹陷性浮肿。两侧胸腔各有 200ml 草黄色混浊液体。

心脏:增大,约为死者右拳两倍,近似球形。心外膜粗糙,有一层纤维蛋白性渗出物被覆。全心扩张,尤以左心为著。二尖瓣明显肿胀、增厚,其闭锁缘可见数粒针尖至粟粒大小灰白色半透明赘生物,与瓣膜牢固黏连。镜检:二尖瓣水肿,有弥漫性慢性炎症细胞浸润和纤维母细胞增生,赘生物主要由血小板及纤维蛋白构成。左心室心肌间质可见纤维蛋白样坏死,有多数圆形或椭圆形细胞聚集,胞质嗜碱性,核膜清晰,染色质集中于中心,此外,尚有少量淋巴细胞、单核细胞浸润。

肺脏:两肺体积略增大,色暗红,挤压切面有粉红色泡沫状液体溢出。镜检:肺泡壁毛细血管明显扩张充血,肺泡腔内有大量浆液及少量红细胞。

肝脏:体积增大,包膜紧张,色暗红。镜检:肝小叶中央静脉及肝窦明显扩张淤血。

【思考题】

1.根据病史及尸检所见,请作出诊断并说明诊断依据。

2.心脏疾病与急性扁桃体炎之间关系如何？

3.试分析本例水肿的原因及发生机理。

（十二）病例十二

余××,男性,65岁。因突然昏迷2h而入院。患者10年前发现有高血压,血压波动于180/100~260/110mmHg(23.94/13.03~34.58/14.63kPa)之间。近年来常感心悸,尤以体力活动时为重。近半月来常觉后枕部头痛、头晕、四肢发麻,今晨上厕所时突然跌倒不省人事,右侧上下肢不能活动,并有大小便失禁。

体检:体温38℃,脉搏60次/分,呼吸16次/分,血压220/110mmHg(29.26/14.63kPa)。神志昏迷,呼吸深沉,鼾声大,面色潮红,右侧鼻唇沟较浅,双侧瞳孔不等大,右侧较左侧为大。颈项稍强直。心尖搏动明显,呈抬举样,心浊音界向左略扩大,心律齐,主动脉瓣第二音亢进。右侧上肢呈弛缓性瘫痪,腱反射消失。

化验:白细胞总数$8.4×10^9/L$,中性粒细胞0.8,淋巴细胞0.2。尿蛋白(＋＋),红细胞(＋),管型(＋)。脑脊液呈血性。

入院后给予吸氧、降压药、脱水剂及止凝血药等治疗,疗效不明显,患者昏迷不断加深,继之呼吸不规则,终因呼吸、心跳停止而死亡。

尸检摘要:

脑:右侧内囊处可见3cm×2cm×2cm的血肿,局部脑组织坏死、出血,脑室内见大量凝血块。脑桥、中脑部分区域亦见出血灶。

心脏:增大约为死者右拳1.5倍,左心室壁显著增厚,乳头肌增粗。镜检:心肌纤维明显变粗,核亦肥大。

肾脏:两肾体积缩小,表面呈细颗粒状,切面皮质变薄,皮髓质分界不清。镜检:入球动脉及肾小球玻璃样变性,肾小管萎缩、消失。残留肾小球及肾小管代偿性肥大。间质纤维组织增生,散在淋巴细胞浸润。

脾脏:中央动脉玻璃样变性。

【思考题】

1.本例患的是什么病？死亡原因是什么？

2.请对心脏病变作出诊断,并指出其相应的症状如体征。

3.肾脏病变与高血压的关系如何？

（十三）病例十三

沈××,男性,58岁。因发作性心前区剧痛伴咳嗽,呼吸困难3天而入院。患者3天前在骑车上坡时突感心前区剧痛,难以忍受,疼痛向左肩及左上肢放射,当时全身冷汗四肢冰凉,曾呕吐一次,为胃内容物,即去医院诊治。经注射"止痛针"后,疼痛于半小时后缓解。次晨进餐后心前区疼痛又起,持续约2h,并出现咳嗽,咳少量粉红色泡沫状痰,气急,不能平卧。过去有多次类似发作史,但每次疼痛持续时间甚短,休息后即消失。

体检:体温36.7℃,脉搏126次/分,血压70/50mmHg(9.31/6.65kPa)。呼吸急促,高枕卧位,口唇轻度发绀。两肺闻及散在湿啰音。心尖搏动较弱,心律齐,心尖区第一心音显著减弱,余无殊。

化验:白细胞总数 $12.9×10^9$,中性粒细胞 0.85,淋巴细胞 0.10,嗜酸性粒细胞 0.3,单核细胞 0.2。血红蛋白 150g/L,红细胞 $5.0×10^{12}$/L。血总胆固醇 7.28mmol/L(正常 0.26~5.98mmol/L)。谷草转氨酶 140U(正常 10~80U),乳酸脱氢酶 900U(正常 150~450U)。

心电图检查提示冠状动脉供血不足。

入院后予以吸氧、止痛,纠正心源性休克等治疗,病情一度好转,咳嗽、气急减轻,心率减至 92 次/分,血压升至 110/70mmHg(14.3/9.31kPa)。入院第四天于午餐后又感心前区疼痛,气急明显,咳粉红色泡沫状痰,两肺布满湿啰音,抢救无效死亡。

尸检摘要:

心脏:大小正常,各瓣膜无异常。左冠状动脉前降支横切面可见管腔呈半月形增厚,左心室前壁且室间隔下部可见数个不规则灰黄色坏死灶,局部心内膜有血栓形成。主动脉及其主要分支内膜均有大小不等之黄白色斑块状隆起。镜检:左心室坏死灶处仅见心肌纤维轮廓、微细结构消失。左冠状动脉前降支、主动脉及其主要分支均可见内膜高度增厚,深层有大量胆固醇结晶,并见钙盐沉着,但管腔未堵塞。

肺、肝、脾及胃肠道淤血、水肿。

【思考题】

1.病人为什么会出现发作性心前区剧痛? 其发生机理如何?

2.本次心前区剧痛发作与过去的发作有何不同? 其发生机理如何?

3.入院时病人的情况说明了什么? 死亡原因是什么?

(十四)病例十四

黄××,男性,62 岁。慢性咳嗽、咳痰 20 余年。初起时咳嗽以冬季为重,夏季缓解。近 8 年来咳嗽持续整年,痰多,呈白色黏液状,有时为黄脓痰。近半年来气急,不能平卧,下肢出现浮肿。近 2 个月腹胀、尿少、嗜睡。时有短暂意识模糊已半月。吸烟 40 年,每天 20 支以上。

体检:体温 37℃,脉搏 165 次/分,血压 110/70mmHg(14.63/9.31kPa)。消瘦,意识模糊,口唇及指趾明显发绀,颈静脉怒张。胸廓呈桶形,呼吸呈气喘状,呼气明显延长,两肺叩诊呈高清音,肺下界下移,听诊两肺满布湿啰音及哮鸣音。心浊音界缩小,心率齐,心率 105 次/分。腹部明显膨隆,腹水征(+),肝脾触诊不满意。下肢有明显凹陷性浮肿。

化验:红细胞数 $5.5×10^{12}$/L,血红蛋白 165g/L,白细胞总数 $10.5×10^9$/L,中性粒细胞 0.79,淋巴细胞 0.18,单核细胞 0.03,血气分析 pH7.25,$PaO_2$41mmHg(5.47kPa),$PaCO_2$103mmHg(13.73kPa),CO_2CP 43.5mmol/L。

心电图检查提示右心房、右心室肥大。

X 线检查:两肺纹理增粗,透亮度增加,肺底位置较低。

入院后经抗炎、利尿、平喘及吸氧等治疗,患者神志及发绀情况毫无改善。最后陷入昏迷,终因呼吸衰竭而死亡。

尸检摘要:

背部及下肢有凹陷性水肿。腹腔内有淡黄色澄清液体 1500ml。肝剑突下 3cm,右肋弓下 2cm。两肺前缘在心前区,几乎完全遮盖心脏。

心脏:增大,右心室壁增厚 0.9cm(正常<0.5cm),肉柱及乳头肌增粗,右心腔明显扩张,

左心无明显变化。

肺脏:体积增大,边缘钝圆,颜色苍白掺杂有黑色碳末,弹性减弱。镜检:肺泡腔扩大,肺泡隔萎缩变薄甚至消失。细支气管有大量慢性炎细胞浸润,管腔内有脱落的黏膜上皮、黏液和少量炎细胞。黏膜杯状细胞增多,黏膜下层黏液增生、肥大。肺小动脉平滑肌增生,肌壁增厚,管腔狭窄。

肝、脾、肾、胃肠道等均有慢性淤血。

【思考题】

1.请对本例的主要疾病及其并发症作出诊断,并说明疾病的发展过程。

2.病人意识模糊乃至昏迷说明什么? 其发生机理如何?

3.本例的水肿和腹水如何解释?

(十五)病例十五

刘××,男性,35 岁。3 天前受凉后感头痛、畏寒,继而高热伴咳嗽、咳铁锈色痰。今日左侧胸痛,气急不能平卧。

体检:体温 39.5℃,脉搏 92 次/分,呼吸 27 次/分。咽充血,左胸呼吸活动度降低,触诊语颤增强,叩诊呈浊音,听诊闻及支气管呼吸音。

化验:白细胞总数 2×10^9/L,中性粒细胞 0.85,淋巴细胞 0.8,单核细胞 0.3,嗜酸性粒细胞 0.4。

X 线检查:左肺可见大片阴影。

住院后经大剂量抗生素及对症治疗,病情迅速好转,2 天后体温正常,症状消失,但肺部仍闻及湿啰音,X 线复查,左肺可见不规则片状模糊阴影。住院 10 天后,肺部啰音消失,X 线检查肺部正常,痊愈出院。

【思考题】

1.对本病作出诊断并说明诊断依据。

2.根据本例的症状、体征及 X 线检查,推测肺部的病理变化。

3.为什么治疗后症状消失而体检及 X 线检查仍不正常?

(十六)病例十六

张××,女性,年龄 10 个月。因发热 10 天,出疹 7 天,咳嗽、气急 5 天而入院。患儿 10 天前开始发热、流涕、精神软。第 3 天起热度升高,并自面部开始直至全身出现红色斑丘疹。第 7 天起皮疹逐渐消退,但热度更趋升高,同时出现咳嗽,有痰鸣音。2 天前患儿出现气促、鼻翼扇动、口唇发绀。

体检:体温 39.8℃,脉搏 160 次/分,呼吸 52 次/分。全身可见棕褐色色素沉着及糠麸样脱屑。两肺闻及细小湿啰音,尤以背部为著。肝肋下 3cm,质地中等。

化验:白细胞总数 28×10^9/L,中性粒细胞 0.8,淋巴细胞 0.18,单核细胞 0.2。

X 线检查:两肺可见散在灶性阴影,下叶有片状淡薄不等阴影。

住院经过:入院后经吸氧、抗炎、激素等治疗。患儿气急及紫绀进行性加剧,并出现周期性呼吸,最后呼吸和心跳停止而死亡。

尸检摘要：

病变主要在肺脏。两肺各叶表面及切面均见散在多数灰黄色实变病灶,如绿豆至黄豆大,病灶中央可见小支气管,病灶间肺组织无明显变化。两肺下叶背部的病灶互相融合成片状。镜下病变多以细小支气管为中心,管腔内有大量中性粒细胞和脓细胞,黏膜上皮脱落,管壁充血、水肿,有不等量中性粒细胞浸润。支气管周围的肺泡腔内有大量中性粒细胞和脓细胞,病灶间肺泡呈不同程度扩张。下叶背部肺组织坏死,脓肿形成。

肝、脾、肾等脏器不同程度淤血。

【思考题】

1.本例应属何种肺炎? 阐述病变特点。

2.试分析本例肺炎的发生原因。

3.说明患儿的死亡原因。

(十七)病例十七

刘××,男性,30 岁。突发右下腹剧痛 12h,于 4 月 25 日急诊入院。

患者于入院前一天下午,因家庭琐事争吵,晚餐饮酒,入睡时感胃部不适。约至午夜,突感右下腹部剧痛,呈持续性,顿感心跳加快,全身出冷汗。腹痛 2h 后,出现频繁呕吐,腹痛由右下逐渐扩展至全腹,患者自感发热,小便短赤,经当地卫生所诊断为"急性阑尾炎穿孔并发急性弥漫性腹膜炎",转来本院。

患者以往无右下腹疼痛史,自 25 岁起常有心窝部疼痛,嗳气、反酸频繁,服肖舒平等胃病药物能缓解,但常反复发作。去年春天曾解出柏油样大便,经医院检查大便隐血试验(＋＋＋)。

体检:体温 38.5℃,脉搏 90 次/分,呼吸 37 次/分,血压 130/85mmHg(17.29/11.31kPa)。患者呈急性病容,面色苍白,四肢湿冷。心脏检查无异常。皮肤无黄染及出血点。腹部略膨隆,腹肌紧张,有明显压痛及反跳痛,未闻及肠鸣音。

化验:血红细胞 4.0×10^9/L,白细胞总数 13.5×10^9/L,中性粒细胞 0.9,淋巴细胞 0.1。

X 线检查:全部肠襻明显充气,膈下游离气体可疑。

治疗经过:入院后,立即剖腹探查,打开腹腔,未闻及粪臭,有黄色混浊的液体,总量约500ml。于胃小弯离幽门约 2cm 处见到一直径 2mm 圆形穿孔,遂作胃次全切除术,共住院 21天,痊愈出院。

【思考题】

1.本例的诊断是什么? 依据何在?

2.为什么犯病时很像急性阑尾炎的症状?

3.患者有否发生休克? 属何种类型的休克?

(十八)病例十八

吴××,男性,45 岁,农民。入院日期 8 月 26 日。腹胀、尿少、脚肿 7 个月。

患者于 7 个月前开始感腹胀,胃纳下降、乏力、尿量减少伴两下肢浮肿,以后腹部逐渐膨隆,下肢浮肿逐渐加重,曾几次去当地医院门诊,应用利尿剂后尿量明显增加。

体检:精神较弱,反应迟钝,计算能力下降,定时定向能力存在,肝掌(＋),蜘蛛痣(＋),巩膜轻度黄染。腹部高度膨隆,腹壁浅静脉怒张,腹水症(＋),肝脾触诊不满意,下肢浮肿。

化验:HBsAg(＋),凝血酶原时间 24s,黄疸指数 16U,麝香单酚浊度 6U,锌浊度 16U,谷丙转氨酶 40U/L,碱性磷酸酶 39U/L,胆固醇 91mg/dl,白蛋白 25g/L,球蛋白 45g/L,白/球比例为 0.55:1。

住院经过:入院后第二天病人出现烦躁,高声喊叫,继而神志不清,陷入昏迷,各种反射迟钝甚至消失,肝臭明显,抢救无效,于 8 月 27 日死亡。

尸检摘要:

皮肤及巩膜中度黄染,腹腔内有黄色澄清液体约 5000ml。

肝脏:重 970g(正常 1500g),表面和切面均可见大小不等的结节,多数结节直径为 1～2cm,个别为 2～4cm。镜检:肝小叶正常结构破坏,而代以假小叶,部分假小叶肝细胞明显变性坏死,假小叶间为多量纤维组织增生,并见新生胆管及成堆的淋巴细胞。

脾脏:重 770g(正常 150g 左右)。镜检:脾窦高度扩张充血,内皮细胞增生,脾小结萎缩。

食管下端黏膜静脉明显曲张。

【思考题】

1.请对本例肝脏疾病作出诊断。

2.分析本例肝硬化的原因。

3.本例死亡原因是什么?

(十九)病例十九

杨××,男性,9 岁。诉浮肿及尿少 10 天,于 5 月 6 日入院。

10 天前发现两侧眼睑及阴囊肿胀,后渐及全身,同时尿量亦随之减少,每日 2～3 次,每次约 50ml。患儿自幼常患感冒,半月前曾有咽喉痛病史。

体检:体温 37.2℃,脉搏 90 次/分,呼吸 32 次/分,血压 156/100mmHg(20.8/13.33kPa)。发育营养一般,神志清,脸色稍苍白,全身浮肿,咽红,两侧扁桃体肿大,肝脾未及,四肢及神经反射无异常。

化验:尿量少,比重未测,蛋白(＋＋＋),红细胞(＋＋),透明管型(＋),颗粒管型(＋)。血清白蛋白 29g/L,球蛋白 23g/L,抗"O"1:625(正常 1:500),血沉 20mm/h,血红细胞 3.5×10^{12}/L,血红蛋白 85g/L,白细胞总数 6×10^9/L,中性粒细胞 0.6,淋巴细胞 0.32,单核细胞 0.5,嗜酸性粒细胞 0.3。

入院后经低盐、抗感染及降血压等治疗,住院 52 天,血压恢复正常,尿中红细胞及管型消失,蛋白微量,浮肿消退出院。

【思考题】

1.本例患的是什么病? 诊断依据是什么?

2.本例病因能否从病史中找到线索?

3.本例的结局如何?

(二十)病例二十

胡××,女性,28 岁,已婚。诉畏寒发热 6 天,腰酸、尿频、尿急 3 天,于 9 月 16 日入院。

现病史：患者于 9 月 11 日开始畏寒、发热，体温 39℃ 以上，伴有头痛不适，恶心，食欲不振等。从 9 月 13 日起，出现腰部酸痛难受，当晚全身出大汗，自感热度减退，但腰部酸痛较日间更甚，无放射性痛。当天解小便自感疼痛，排尿次数增多，每天可达 20 次左右，有尿意感时必须解小便，否则尿可流至裤内或床上。经当地医院诊治，病情未见好转，反而加剧，遂转至本院。

既往史：于今年 6 月在当地医院住院 10 天，出院诊断为"膀胱炎"。出院后，每日解小便次数仍比往日增多，无尿痛。

体检：体温 40℃，脉搏 135 次/分，呼吸 25 次/分，血压 135/75mmHg(17.95/9.98kPa)。发育营养佳，神志清楚，呈急性病容。全身浅表淋巴结无肿大，无出血点。颈软，心肺无异常，腹部柔软，肝脾未触及。右侧肾区有明显叩击痛。

化验：血红细胞 $3.6×10^{12}/L$，血红蛋白 $90g/L$，白细胞总数 $17×10^9/L$，中性粒细胞 0.85，淋巴细胞 0.14，嗜酸性粒细胞 0.1。尿蛋白微量，红细胞(＋)，白细胞(＋＋＋)。早晨清洁中段尿作培养有大肠杆菌生长，菌落计数 11 万/ml。

入院后经抗生素等治疗，住院 28 天，痊愈出院。

【思考题】
1. 患者所患何病？其诊断依据是什么？
2. 请分析膀胱炎与本次发病的关系如何。
3. 本例尿检查未发现管型，为什么？

（二十一）病例二十一

陈××，男，41 岁，于 7 月 27 日入院。

主诉：发热、头痛、呕吐 3 天，神志不清 8h。

现病史：患者 3 天来发热，伴头痛、呕吐，不思饮食。8h 前发生抽搐，两眼朝上，口吐泡沫，继而神志不清。

体检：肛温 40℃，脉速，颈项强直，克氏征(＋)，两肺闻及啰音。

化验：血白细胞总数 $17.2×10^9/L$，中性粒细胞 0.89，淋巴细胞 0.11。脑脊液微浊，潘氏试验(＋＋)，细胞数 $132/mm^3$，中性粒细胞 41%，淋巴细胞 50%，细菌(－)。喉拭培养检出肺炎双球菌。

入院后一直神志不清，呼吸急促，口唇发绀，四肢厥冷。8 月 1 日陷入深度昏迷，下午 3 时 20 分呼吸骤停而死亡。

尸检摘要：

脑：明显肿胀，脑回扁平，脑沟变浅。小脑扁桃体嵌入枕骨大孔，小脑腹侧面可见压迹。脑的切面可见出血点及针孔样软化灶。镜检：蛛网膜下腔有淋巴细胞及单核细胞浸润。脑组织充血水肿，血管周围间隙增宽，有多量淋巴细胞及单核细胞呈袖套状浸润。尤以大脑中央前回、基底神经节处病变最明显，有多数软化灶形成，周围有胶质细胞增生，形成胶质结节。

肺脏：两肺下叶暗红色，质地变实，切面支气管腔内可挤出混浊液体。

镜检：细支气管上皮坏死脱落，支气管管腔及周围肺泡内充满大量中性粒细胞和(或)浆液。

【思考题】

1. 根据病史对本例作出诊断。
2. 病人为什么发生脑水肿和脑疝？
3. 对肺的病变作出诊断，分析其发生原因。

（二十二）病例二十二

郭××，男，41 岁，农民。

主诉：畏寒、发热、头痛、头晕、多汗和乏力 6 天，神志不清 1h。

现病史：6 天前突然畏寒、发热，伴剧烈头痛、头晕，大汗淋漓，全身无力，卧床不起，食欲不振，尿短少。发病后第四天，家属发现颜面潮红，似酒醉貌，眼结膜充血水肿。曾在当地卫生院治疗，体温有所下降。但 6h 前突然视物模糊，双手握拳，四肢变青紫色，神志不清，即由救护车转来本院。

体检：昏迷，体温 37.8℃，血压不能测出，脉细速，心率快，呈钟摆率，呼吸浅促，眼结膜充血，牙龈出血，全身皮肤可见针头大出血点，四肢厥冷，呈浅紫色。

化验：尿蛋白（＋＋＋），红细胞（＋＋），白细胞（＋）。非蛋白氮 57.12mmol/L（正常 14.28～24.99mmol/L），肌酐 318.24μmol/L（正常 88.4～176.8μmol/L）。

病人入院后经抢救无效，血压未升而死亡。

尸检摘要：

全身皮肤、黏膜散在点状出血。腹腔有淡黄色液体约 1000ml，腹膜后结缔组织高度水肿，呈半透明胶冻状。

心脏：心外膜及心内膜散在瘀点、瘀斑，右心房内膜下大片出血。

肾脏：两侧肾脏切面髓质呈深紫色，皮、髓质截然分界。镜检：髓质高度淤血及弥漫性出血，血管内可找到微血栓，肾小管中可见管型。

肝小叶中心部出血坏死，肾上腺髓质出血坏死。

【思考题】

1. 根据病史及尸检对本例作出诊断。
2. 分析病人发生休克的原因。
3. 为什么病人体温下降，病情反而加重出现休克？

（二十三）病例二十三

王××，男，18 岁。主诉发热 8 天，解红色大便一次，于 5 月 21 日入院。

现病史：患者 8 天前开始发热，每天下午体温高达 39.5℃。下半夜体温下降，上午体温 38℃左右。同时伴有腹泻，大便稀薄，每天 2～3 次。今日解红色大便一次。

体检：呈急性病容，表情淡漠。体温 39.1℃，脉搏 90 次/分，呼吸 25 次/分，血压 112/70mmHg（14.93/9.33kPa）。肝肋下 5cm，质软稍有压痛。脾肋下 1cm，质软。

化验：血白细胞总数 $5.4×10^9$/L，中性粒细胞 0.65，嗜酸性粒细胞计数零。肥达氏试验"O"1：320，"H"1：160（"O"1：80 以上，"H"1：160 以上有诊断意义）。血培养伤寒杆菌（＋）。

住院经过：入院后绝对卧床休息，给予少量流质、止血及抗生素治疗。5 月 27 日热退，食欲好转。6月3日病人家长带来爱吃的炒猪肝,中午进食量较多,下午感腹胀明显。傍晚突然右下腹剧烈疼痛,难以忍受,伴恶心呕吐,面色苍白。检查腹肌紧张,右下腹压痛、反跳痛明显。体温上升到 38.5℃,白细胞总数 $15 \times 10^9 /L$,中性粒细胞 0.86。X 线腹部透视见膈下有游离气体。立即转外科手术,术中见回肠下端穿孔,直径 0.5cm,予以修补并清除腹腔内容物。住院 25 天,痊愈出院。

【思考题】

1.病人患的是什么病?

2.解红色大便有什么重要性?

3.病人为什么发生肠穿孔?应吸取什么教训?

(仇 容)

实训四 探究性实验

实验一 血涂片的制作

一、实验目的与要求

1. 掌握血细胞的分类和计数的正常值。
2. 掌握血细胞的结构特点和功能。

二、实验材料

人末梢血、显微镜、香柏油、载玻片、盖玻片、玻片水平支架、采血针或注射器、计数器、小滴管、蜡笔、消毒棉球、瑞氏染液、pH6.4～6.8 磷酸盐缓冲液、姬姆萨染液、蒸馏水

三、实验内容

(一)观看

观看与本实验相关的视频、幻灯片等,注意各种血细胞的形态特点。

(二)血涂片的制作与观察

1. 制作

取人末梢血(刺破耳垂或指端)1 滴,滴于洁净无油脂的玻片一端。左手持玻片,右手再取边缘光滑的另一玻片作为推片。将推片边缘置于血滴前方,然后向后拉,当与血滴接触后,血即均匀附在二玻片之间。此后以二玻片约呈 30～45°的角度平稳地向前推至玻片另一端。推时角度要一致,用力应均匀,即推出均匀的血膜(血膜不可过厚、过薄)。将制好的血涂片晾干,不可加热。

2. 染色步骤

(1)用蜡笔在血膜两端各划一道线,以免染料外溢,置涂片于水平支架上。

(2)用小滴管将瑞氏染液滴于涂片上,并盖满划出的涂片部分固定约半分钟。

(3)用小滴管再加 1.5 倍缓冲液或姬姆萨(Giemsa)染液,轻轻摇动,并轻吹液体使染色液与缓冲液混合均匀,静置 5～10min。

(4)用蒸馏水冲洗(如自来水的 pH 值稳定于 7.2 左右时亦可代用)。冲洗血膜时应将玻璃片持平,冲洗后斜置血涂片于空气中干燥。或先用滤纸吸取水分迅速干燥,即可镜检。

3. 观察

肉眼观察:呈紫红色片状,选择涂片薄和染色浅的部位进行观察。

低倍观察:在视野中,大量灰色小点是红细胞,散在、有紫蓝色小点是白细胞,在涂片边缘较多。注意两者在数量上的差别。

高倍观察:进一步观察红细胞和各类白细胞。

(1)红细胞 呈双凹圆盘状,无细胞核,染成淡红色。中央部染色较浅,边缘部染色较深。

(2)中性粒细胞　数量较多,比红细胞略大。细胞呈圆形,细胞质内含有细小、分布均匀的淡紫红色颗粒;细胞核呈杆状或分 2~5 叶,核叶之间有细丝相连。

(3)嗜酸性粒细胞　数量少,不易找到。细胞圆形,细胞质内含有粗大,分布均匀的橘红色颗粒;细胞核染成紫蓝色,多分成两叶(八字核)。

(4)嗜碱性粒细胞　数量极少,很难找到。细胞圆形,细胞质内含有大小不一、分布不均的紫蓝色颗粒;细胞核呈 S 形或不规则形,染色浅淡,常被嗜碱性颗粒遮盖而观察不清。

(5)淋巴细胞　细胞质较少,染成天蓝色,细胞核呈圆形或卵圆形,染成深蓝色。

(6)单核细胞　细胞质较多,染成浅灰蓝色,细胞核呈肾形或蹄铁形,常位于细胞的一侧。细胞核染成蓝色,但比淋巴细胞的细胞核染色浅淡。

(7)血小板　呈不规则的紫蓝色小体,常成群存在,分布于细胞之间。

4.白细胞分类计数

先用低倍镜检查涂片及染色是否均匀。然后加一滴香柏油于血膜厚薄均匀处(一般在体尾交界处),在油镜下由此处开始按其形态特征进行分类计数,计数移动时避免重复。根据所见到的 100 个白细胞,记录各种白细胞所占的百分数。

例如:中性粒细胞分数(%)＝计数中性粒细胞个数/计数总白细胞个数×100%。

(三)网织红细胞的观察

1.材料与方法

取人或动物鲜血一滴,滴在预先做好的煌焦油蓝色膜上(干净载玻片滴上煌焦油蓝,待染料干后即可用),与染料混合后推成血膜,血膜干后用瑞氏染液复染。

2.显微镜观察

低倍镜可见细胞呈粉红色,寻找稍大有深蓝色网状结构的红细胞,即网织红细胞。移至视野中心,换高倍镜或油镜观察,可见网织红细胞内有清楚的深蓝色网或一团小点。

四、应用意义

在不同的生理状态下,不同种类白细胞数目波动较大,如运动、寒冷、消化期、繁殖期等,此外,在机体失血、剧痛、急性炎症、慢性炎症等病理状态下,白细胞也增多,例如,急性感染、急性中毒、严重组织损伤、恶性肿瘤等中性粒细胞增多;某些病毒、细菌感染或慢性感染时,淋巴细胞数量增多。

五、注意事项

1.所用玻片必须干净,无油污。

2.如染色太浅,可按照原来步骤重染;染色太深或有沉淀物则可用甲醇脱色后重染。

3.如白细胞核为天蓝色则染色时间过短。如红细胞呈紫红色,表示染色时间过长。

4.染色时切勿使染液干涸,否则易发生不易去掉的沉淀。

5.冲洗时不可先倾倒染色,应先轻轻摇动玻片,缓慢加水使沉渣泛起,然后再用水冲洗。

6.水冲洗时间不宜过长,否则会脱色。

六、染色液的配制

（一）姬姆萨（Giemsa）染液的配制

1.原液配制

Giemsa 粉剂 0.8g；

甘油（医用）50ml；

甲醇 50ml。

将 Giemsa 粉剂溶于甲醇中，在乳钵中充分研磨，溶解后再加甘油，混合均匀，置于 37～40℃温箱内 8～12h，过滤，装入棕色试剂瓶内，密封保存备用。

2.稀释液

临用时取 Giemsa 原液 5ml，加磷酸盐缓冲液（pH6.4～6.8）50ml，即为 Giemsa 稀释液。

3.pH6.4～6.8 磷酸盐缓冲液

取磷酸二氢钾（无水）0.3g，磷酸氢二钠（无水）0.2g，加少量蒸馏水溶解，调整 pH 至6.4～6.8，加水至 1000ml。

（二）瑞氏（Wright's）染液的配制

1.原液配制

瑞氏染料粉剂 0.1g；

纯甲醇 60ml。

2.配制步骤

（1）将瑞氏染料粉放入乳钵内，加少量甲醇研磨。

（2）将已溶解的染料倒入洁净的玻璃瓶内，剩下未溶解的染料再加入少量甲醇进行研磨，如此反复操作，直至全部染料溶解为止。

（3）装入玻璃瓶内密封，在室温下保存一周即可使用。

（4）新鲜配制的染料偏碱性，放置后呈酸性，染液储存时间越久，染色越好。

（孙凤侠）

实验二　鸡胚胎发育

一、实验目的与要求

1.了解鸡胚发育的过程和特点。

2.学会观察鸡胚整封片和活体鸡胚。

二、实验材料

	正　常
大　体	16、19、24、33、48、72、96h 活体鸡胚标本
组　织	16、19、24、33、48h 鸡胚整封片

三、实验内容

(一)观看

鸡胚发育的视频、幻灯片等。

(二)观察

1.方法

所有鸡胚标本在摄氏 37～40℃的保温箱中孵化。

2.观察

(1)16h 鸡胚(原条形成时期)

①16h 鸡胚整封片:低倍观察,可见胚盘中央部位的明区及边缘部位的暗区,胚盘中央有一条色深的纹即为原条,原条两侧的隆起称原褶,中央凹陷称原沟,其前端终于原窝。原褶在原条前端形成原结。

②16h 活体鸡胚:心脏和血管开始发育,体节形成。

(2)19h 鸡胚(头褶形成时期)

①19h 鸡胚整封片:低倍观察,可见原结前面有条索状结构,即脊索原基,脊索原基向前发展成脊索。原条两侧可见中胚层发育而成的体节,脊索背部可见外胚层加厚形成的神经板,神经板两侧的隆起称神经褶,中央的凹陷称神经沟,神经褶的前缘可见头褶。

②19h 活体鸡胚。

(3)24h 鸡胚

①24h 鸡胚整封片:低倍观察,有微血管形成,鸡胚约长 3mm,头褶更明显,头褶下部有前肠。可见前、后神经孔仍未闭合,体节 5～7 对。

②24h 活体鸡胚:在胚盘的边缘出现许多红点,称"血岛"。

(4)33h 鸡胚

①33h 鸡胚整封片:低倍观察,鸡胚长超过 4mm,可见前神经孔闭合成神经管,神经管的前部分化成膨大的脑泡,两侧向外的突出称视泡。体节 12 对左右。可见缩短的原条的痕迹。可见管形薄壁之心脏,呈 S 形。

②33h 活体鸡胚。

(5)48h 鸡胚

①48h 鸡胚整封片:低倍观察,鸡胚长超过 9～12mm,可见神经孔完全闭合成神经管,神经管的前部可见膨大的脑泡、眼杯、听泡。体节 27 对左右。心脏搏动。胚盘血管已形成并与体内建立联系。

②48h活体鸡胚:可见卵黄囊血管区形似樱桃,俗称"樱桃珠"。

(6)72h活体鸡胚

脑已清楚地分为5部分,体节数33对左右,前后肢芽出现,腮鳃有5对,尿囊出现。胚和延伸的卵黄囊血管形似蚊子,俗称"蚊虫珠"。

(7)96h活体鸡胚

头部显著增大,大脑半球明显,眼发育极快,眼内色素沉着,眼球明显,腮弓和腮囊开始模糊不清,全部体节约50对左右。心脏发育已近似成体心脏。胚体已极度弯曲。胚胎与卵黄囊血管形似蜘蛛,俗称"小蜘蛛"。

(孙凤侠)

实验三　血管及血细胞反应的形态学观察

一、实验目的与要求

1.观察蟾蜍(或青蛙)肠系膜微循环的血流状况,了解微循环各组成部分的结构和血流特点。

2.观察组织胺导致的微循环血管变化(血管扩张、血流速度改变、轴流消失、血流摆动及白细胞附壁、游出等现象)。

二、实验材料

1.动物　蟾蜍或青蛙。

2.器材和药物　带孔蛙板,探针、剪刀、镊子、大头针、图钉、显微镜、盖玻片、棉球、0.2%组织胺。

三、实验注意事项

1.手术过程中要尽量避免出血。固定肠系膜时,不可牵拉太紧,以免拉破血管或阻断血流。

2.实验过程中为防止肠系膜干燥,需经常用任氏液湿润。

3.滴加各种溶液时不要污染显微镜。

四、实验内容

1.取蛙或蟾蜍一只,破坏蛙脑和脊髓后将蛙固定在蛙板上(背位或腹位),下腹部的旁侧剪一长形切口,拉出一段小肠,将肠系膜展开,用大头针将其固定在蛙板的圆孔周围,其上滴加任氏液,防止干燥。

2.在低倍镜下分辨小动脉、小静脉和毛细血管。并观察上述血管的口径、血流速度、方向及血细胞在血管内流动的特征(区别轴流与边流)。

3.在肠系膜上滴加数滴 0.2%组织胺,继续在低倍镜下观察血管口径及血流速度的变化,以及白细胞附壁现象。

4.选择一段白细胞附壁较多的血管,盖上盖玻片,高倍镜观察白细胞游出现象。

五、实验结果的记录与分析

(一)实验结果记录

1.记录低倍镜下观察到的小动脉、小静脉和毛细血管的口径、血流速度、方向及血细胞在血管内流动的特征。

2.记录滴加组胺后血管口径、血流速度的变化以及白细胞附壁现象。

3.解释滴加组胺后血管出现变化的机制。

(二)实验结果分析

1.动脉与小动脉的血流是从主干(比较大的血管)流向分支,即从肠系膜的中央流向肠管的。其特点是流速快、有搏动,红细胞在血管中有轴流现象。

2.毛细血管透明,近乎无色,最细的毛细血管在高倍镜下可见到单个红细胞流动,速度虽有快慢的差异,但流速均匀,无搏动。

3.小静脉与静脉的血流方向均为从肠管流向肠系膜的中央、由分支汇流入主干。血管越粗则红色越浓,速度越快,但无搏动,也无轴流现象。

4.滴加组织胺后,可见血管扩张,血流逐渐变慢,轴流边流的界限消失,往往出现明显的血流摆动,白细胞流到血浆层内贴附到血管壁上。

5.高倍镜下观察白细胞游出极为缓慢,往往在实验开始1~2h后出现,可见白细胞的一部分突出到血管外,部分留在血管内,中间卡在血管内皮细胞间隙,而游出的白细胞则集聚在血管周围。

（沈　健）

实验四　空气栓塞

一、实验目的与要求

1.掌握机体空气栓塞的发生发展过程、发病机制和临床表现。

2.树立无菌操作的观念,养成规范的职业习惯,避免医疗事故。

3.具有初步的穿刺、外科手术等基本的临床操作技能和临床思维能力。

4.具有合作工作及实事求是的工作态度。

二、实验材料

1. 动物　家兔。
2. 器材和药物　10ml 注射器（配 6 针头）、动物解剖常用器械、棉线、大烧杯、棉球、碘伏等。

三、实验注意事项

1. 静脉穿刺准确，推注空气速度慢。
2. 操作轻柔、细致，以免损伤大血管。
3. 心底大血管结扎要牢固。
4. 操作过程中，注意顺毛抚摸兔背，以使动物安静。

四、实验内容

1. 观察正常家兔的生命体征（活动、心率、呼吸、口唇黏膜颜色、两侧瞳孔大小、角膜反射）。
2. 剪去兔耳茸毛，机械刺激兔耳缘静脉，使之充血，以便需注射的血管显露更加清楚。
3. 碘伏消毒静脉穿刺部位，用 10ml 注射器向兔耳缘静脉注入空气 5～10ml，立即观察动物生命体征变化情况，如有无烦躁不安、呼吸困难、发绀、全身抽搐、大小便失禁等。
4. 动物呼吸微弱时或死亡后，立即打开胸腔，观察心脏情况、血液性质、心脏搏动时的血流状态（观察右心房、上下腔静脉及肺动脉口）。
5. 结扎并剪断心底大血管，取出心脏。通过扩张的右心耳薄壁可以看见空气泡。将心脏置入玻璃杯水中，观察其浮沉情况，然后将心脏按入水底，剪开右心耳，观察有无气泡逸出。

五、实验结果记录与分析

1. 注射空气前后动物呼吸、反射、皮肤黏膜颜色、大小便情况等变化。

观　察	注射空气前	注射空气后
呼吸		
瞳孔		
心率		
口唇颜色		
角膜反射		
大小便		

2. 在体心脏观察　血液性质、血流状态变化情况。
3. 离体心脏观察　沉浮及水泡溢出情况。

【思考题】　空气栓塞引起动物死亡的机制。

（沈　健）

实验五　对肝细胞影响的形态学观察

一、实验目的和要求

观察正常肝脏在处理因素的影响下发生肝细胞肿胀(气球样变)的形态学改变。

二、实验材料

1. 动物　小鼠 24 只,分为 6 组。

2. 器材和药物　鼠笼、普通天平、1ml 注射器、手术刀、手术钳、解剖镊、制作组织切片的仪器设备和试剂、5％四氯化碳油液、生理盐水。

三、实验内容

每组取两只小鼠为实验组,皮下注射 5％四氯化碳油液 0.1ml/10g 体重;另外两只作为对照组,注射生理盐水。48h 后剖腹取出小鼠肝脏,固定、常规石蜡切片、HE 染色。

四、实验结果记录与分析

1. 大体观察　肝脏体积增大,肝被膜紧张,肝脏边缘圆钝,切开后切面隆起,边缘外翻,颜色苍白、混浊无光泽,此为肝细胞水肿的表现。

2. 镜下观察　弥漫性肝细胞体积增大、变圆,肿胀的细胞质内出现许多红染的颗粒,此为肝细胞轻度水肿;部分肝细胞体积增大,细胞质疏松透亮似气球状,此为肝细胞气球样变性。

【思考题】　四氯化碳引起细胞水肿的发生机制。

（沈　健）